Dr. 大津の
世界イチ簡単な
緩和医療の本
ーがん患者を苦痛から救う *10* ステップー

第3版

大津 秀一

早期緩和ケア大津秀一クリニック 院長

総合医学社

第3版の序

　第2版の『世界イチ簡単な緩和医療の本』を2015年2月に上梓し，瞬く間に5年が経過しました．

　この5年の緩和医療領域の発展は継続して目覚ましいものがあります．いくつかの新たな薬剤が使用可能になったほか，疼痛治療の新しい考えも普及し始めています．医師向けの緩和ケア基礎教育プログラムであるPEACE（症状の評価とマネジメントに関する緩和ケア継続教育プログラム）の修了者は10万人を超えました．専門医制度も整備され，現在，全国で273人（2020年7月現在）の緩和医療専門医が活動しています．

　緩和医療の様々な素晴らしい本も継続して発刊されています．初学者のためのものから，専門家に向けてのもの，エビデンスを結集して作られたガイドラインもあり，どれもが非常に有益・有用なものです．教科書，ガイドライン，優れたマニュアル，臨床経験のエピソードが豊富な本，どれもが筆者にとっても学びとなるものでありました．

　そんな状況において，初版および第2版の『世界イチ簡単な緩和医療の本』がすべて無事に皆さんのお手元に届いたという報告を総合医学社からいただいたことは望外の幸せでありました．それと同時に，最新の知見を盛り込んで第3版として，同書に再び命を吹き込む作業のお勧めがありました．

　同書は私の予想を超えて，実地家に読まれ，また緩和医療を受けている患者さんのご家族にも読んでいただいている本でもあります．「出してくれた処方の意図や役割がよくわかるので，安心して服用できる」そのようにおっしゃってくださった，在宅生活を長く続けた患者さんの奥様の言葉もありました．

　まだまだ緩和医療を必要としている患者さんの数は多く，専門家の数は大幅に不足しています．その中で，最近では「一次緩和ケア」と「専門的緩和ケア」という概念が提唱され，特にがん治療に携わる医療者は標準的な緩和ケアを習得して実践し，そのうえで難しい事例を専門家につなげることが望ましいとされてきておりますが，確かに実際の緩和ケアの専門的従事者数のことを考えると現状ではそれが最良の方策であるとは思います．

　私自身が20年近く前，独学で緩和医療を実践し始めた時，その障害になった

のは「周囲に相談できる専門家がいない」ことでした．基礎的な緩和医療を知識として習得しても，その実践には（周囲に相談できる専門家が誰もいなかった状況下では）薄氷を踏む思いが続き，また試行錯誤のものでありました．そのような悩みを抱えている実地臨床家は今も多くいるのではないかと思います．

　この本は，読後すぐに基礎的な緩和医療を実践できることを目的として書かれています．そのコンセプトは第3版でも変わりませんが，最新の考え方を盛り込み，またいくつかの「臨床家の疑問」をコラムに盛り込みました．また現状に合わせて加筆修正を行いました．

　この本が必要とされている方のお手元に届き，引き続き多くの患者さんが病気の苦痛から解放されて，望むような良い時間が過ごせるようにと願ってやみません．

本稿の執筆にあたり，各学会の標準基準（一社50万円以上／年）において，報告すべき利益相反がないことを明記いたします．

はじめに

　緩和医療とは，患者さんの苦痛を取り除く医療です．2020年現在の日本においては，主にがんの患者さんに対して行われていますが，緩和ケア診療加算が末期心不全にも拡充されました．

　緩和ケアや緩和医療という言葉をお聞きになったことがある方は多いでしょう．

　WHO（世界保健機関）の緩和ケアの定義（2002年）によると，「緩和ケアとは，生命を脅かす疾患による問題に直面している患者とその家族に対して，痛みやその他の身体的問題，心理社会的問題，スピリチュアルな問題を早期に発見し，的確なアセスメントと対処（治療・処置）を行うことによって，苦しみを予防し，和らげることで，クオリティ・オブ・ライフ（QOL）を改善するアプローチである」とされています．

　そしてまた，緩和医療学とは「1980年代からイギリスで緩和ケアを支える学問領域として発展したもので，国際的にも緩和ケアを学問的に裏づける医学や看護学等の専門領域のひとつとして確立している」とされています〔「日本ホスピス緩和ケア協会」ホームページ（www.hpcj.org）より〕．緩和ケアの医学的側面が緩和医療といえるでしょう．

　この医療，実は様々な利点を有しています．

　というのは，一つに，治療には主に薬剤を使うので，年単位の修練が必要な高度な（手技的な）技術は必要ありません．つまり行う人を選びません．老若男女，手先が器用ではない医療者でも大丈夫です．理詰めで薬剤を選択してゆくことで，苦痛を大きく緩和することが可能です．

　二つに，緩和医療に苦手意識を感じている医療者がまだまだ多いので，緩和医療を臨床で使いこなせる医療者は重宝されます．以上の2点より，医療者の新たなレパートリーとして最適です．

　そして三つに，緩和医療は優れた症状マネジメントの技術であり，緩和医療が専門ではない医療者でも，医療の実践において役に立ちます．そして医療者としての総合力にさらなる幅と厚みをもたせうるものだと考えます．

　病気の治療法を十分学んではきても，症状緩和について本格的な教育を受け

た経験のある医療者はまだまだ少ないと思います．とりわけ「病気を治すことで症状を緩和する」という手段が不可能になってしまった際に，その症状マネジメントの技術は力を発揮することと思います．

　この本は「世界一簡単な緩和医療の本」を目標に掲げて執筆しました．対象はあくまで一般病棟や診療所で働く普通の医師ですが，特に研修医，若手医師，看護師，その他コメディカル，病院で働く医療職以外の方，あるいは患者さんやご家族まで，読んですぐ理解して使える本を目指しました．また，がんの患者さんの症状緩和に関心をもたれている開業医，在宅医の先生方にも広く読んでいただいています．そのような実地医家の皆さんすべてに，引き続き「最も簡単な緩和の本」が提供できるように留意して記したいと存じます．

　それでは，どうか最後までお付き合いください．

大津　秀一

註1）この本は，極めて平易に「緩和医療を具体的にどう行うか」を記載することを目指しているために，記載が網羅的ではないところや，厳密にいうと正確ではない記載の箇所も少なからずあると思います．あくまで入門書として，決して浅くない緩和医療の世界の入り口として，あるいは究極の実用書として使っていただけると幸いです．その点をご理解いただけると有り難く思います．読了し，実践し，余裕があったら成書に挑んでいただければ，とても嬉しいです．

註2）この本は，一般病棟・大学病院・緩和ケア病棟・在宅療養支援診療所において2,000例を超える症状緩和を経験したうえでの，実践的な薬剤の使い方のコツなどについて記しています．薬剤の使用法や選択理由，あるいは病態や薬剤の諸解釈に個人的，経験的意見も含まれると思いますが，その点もご理解いただけると有り難いです．

註3）お決まりの記載で申し訳ありませんが，薬剤の実際の使用におきましては，他の書籍や薬剤の本もしっかり参照したうえで，自己責任で行ってください．医療は期待できる効果が必ず得られるとは限らないことは，皆さんは十分ご承知かと存じます．ゆえに，この本を使用したうえで得られた結果は，著者の責によらないことを明記します．また適応外使用もあるため，そしてまたそれを逐一記していないので，その点も注意してください．よろしくお願いします．

目　次

序　章

緩和医療とは？

緩和医療とは？

 早期からの緩和ケアが国策になった.

　国が出している「がん対策推進基本計画」（第3期，2018年）でも，第2期に引き続き「がんと診断された時からの緩和ケアの推進」が明記されることとなった.

　現在，国のがん対策の柱の1つが「緩和ケア」となっており，がんに対する治療と並行して症状緩和医療等が行われることが求められている.

　ここでは，「緩和医療とは何ですか？」と患者さんやご家族に聞かれた時に，こう答えればよい，そんな最小限のみを記す.

　医療者としても，まず以下の4点を理解し，またそれを説明すれば良い.

- ●今の日本においては，主にがん患者などの心身の苦痛を取り除く医療のこと．命を延ばすことを目的とした医療ではない（なお，緩和ケア自体は，本来病気を選ばない）.

- ●大前提として，「命は縮めないが，苦痛は取り除く」．つまり，安楽死ではない.

- ●治療は主に薬を使用して行う．医療用麻薬も使用するが，意識を低下させて苦痛を取り除く治療ではない.

- ●怪しい医療ではない．Evidence がある.

　これがエッセンスである.

　先に述べたように，早期から症状緩和を行うことは，国によっても第2期「が
ん対策推進基本計画」（2012年）より明示された．緩和医療の開始時期と病期
は関係ない．

　もちろん，一般的に死期が近づくと苦痛の量は増えることが多い．しかし，
終末期でなくても苦痛症状が出ることはよくある．そのような時は，躊躇なく
緩和医療を行うのが，今や医療者全体の責務となっている．

　また最近では，緩和医療が生存期間延長にも寄与するとの報告もあるが，緩
和医療がよく奏効すると患者も家族も「良くなった」と思うことも稀ではない
ため，気持ちに配慮しながら，それが一般的には非常に長い延命効果をもたら
すものではない（そしてそれが第一の目的でもない）ことは，十分伝えておく
必要があるだろう．

　さて，ここからは具体的な症状緩和医療の方法をみてゆこう．

ステップ**1**

ステロイドを使おう！

ステロイドを使おう！

　予後が短い月単位と考えられる終末期がん患者の診療において，最も重要な薬剤の一つがステロイドである．

　高度進行がんや終末期がんというと，代表的症状は痛み，代表的薬剤はモルヒネ等のオピオイドといった感があるが，多種多様な症状をまとめて取り除くことが可能な薬剤は，むしろステロイドである．

　個人的には，ステロイドは緩和医療で一番重要な薬剤であると考えている．終末期の患者にまだ使用していない場合は，ぜひ使用してあげてください，とも思う．ステロイドを使用すると，複数の苦痛症状が大幅に改善されることも稀ではないからである．もっとも，ステロイドの使い方については諸家それぞれに一家言あるようだが，前述のように私の意見は「適応があれば，ぜひ使用してください」である．

　モルヒネ等オピオイドの守備範囲は，主に痛みと呼吸困難だが，ステロイドのそれは単純に列記するだけで，食欲不振・全身倦怠感・嘔気嘔吐・脳圧亢進・脊髄神経圧迫・腫瘍熱・がんによる閉塞症状（腸閉塞など）・上大静脈症候群・がん性リンパ管症・がん性胸膜炎とそれに伴う胸水・がん性腹膜炎とそれに伴う腹水など，非常に広い．中には未だ潤沢なエビデンスが存在せず，本邦のガイドラインにも収載されていないもの（例えば胸水・腹水に対しての使用）もあるが，臨床現場では効果を認めることがしばしばある（章末の「事例紹介」p.11参照）．

　予後数ヵ月以内で，上述した諸症状がある場合は，さっそくステロイドを投与してよいと思われる．多くの患者に適応があるはずだ．

　さらにステロイドは，もちろん間接的に（オピオイドの守備範囲である）痛みや呼吸困難を和らげることもあり，高度進行がん患者あるいは終末期がん患

者の苦痛症状の多くに一定の奏効をしうると言っても過言ではない．推測される予後が短い月単位の患者への緩和医療で，まず使用を考えるべき薬剤である．

●作用機序は？

作用機序については，明らかでない部分もある．一つの可能性としては，腫瘍周囲の edema（浮腫）を取り除き，傷害範囲を縮小させている，あるいは炎症性のサイトカインの放出を低下させ，症状緩和に働いているなどの諸説がある．しかし，まだまだ不明な点も多い．

●副作用は？

一方で，副作用が心配されて，投与されずじまいの症例が少なくない．だいたい2ヵ月以内の使用においては，口腔カンジダ症以外に問題となる重大な副作用の出現は少ない．経験的にも，使用して致命的になったという事例はない．

短期の使用にて感染症死を増やしたとの報告もない．なおステロイド投与における感染症のリスクは，投与量と投与期間に関係すると考えられている．目安として，プレドニゾロンで10mg/日以下ならば長期投与でも，プレドニゾロン大量投与でも2週間以内の投与であれば，易感染性は惹起されないと考えられている．一方で，プレドニゾロン20mg/日以上の投与では，感染症のリスクは2倍以上になるとされている (Stuck AE et al : Rev Infect Dis 11 : 954-963, 1989).

血糖のコントロールが悪化する可能性はあるが，きちんと薬剤調節すればよい．予後数ヵ月以内においては，ある程度の高血糖も許容されると考える．

一般の医療者はとかく慎重になってしまうところであると思うが，メリット（効果）とデメリット（副作用）を勘案すればメリットが上回る症例のほうが多いだろう．したがって，躊躇なく使って，感触（効果）を確認してみるとよいと思われる．百聞は一見にしかずである．副作用を恐れず使用する勇気をもつことが必要である．少数例ではあまり良い感触がなかったとしても，症例を重ねれば，私が言う意味が必ず理解できるはずだ．

●ステロイド開始の際の注意点

　開始する場合の留意点をいくつか述べる．

　まず，電解質に影響がなく半減期が長いベタメタソン（リンデロン®）かデキサメタゾン（デカドロン®）を使用すること．リンデロン®は内服でも坐薬でも点滴でも，生体内利用効率は変わらないため（投与経路が違っても効果はほぼ同一），可能ならば内服で始めてよい．プレドニゾロンから同等量で変更しても〔ちなみに効力（力価）は，プレドニゾロン：リンデロン®（デカドロン®）=4：25〕見た目の効果が上回る場合があり，半減期の長さも関係している可能性がある．

　ミオパチーや筋力低下はリンデロン®やデカドロン®のほうが出やすいとされ，なるべく「動けること」を重視したい症例，短期間投与を超えて使用される可能性がある症例では，プレドニゾロンを使用したほうがよいだろう．

　またステロイドは不眠の要因となるため，脳転移が存在して，朝方に亢進しやすい脳圧を下げたいなどの理由がある場合を除いて，午後6時以降の投与は慎む．

　次に，説明の重要性である．ステロイドと聞くと，嫌がる患者さんやご家族も多い．短期使用においては顕著な副作用がないこと，内服の場合，錠数が多くなる場合があるが心配いらないことなどを説明する．また，余命を縮めたりしないことや，想定される総合的な利益が上回るために処方することも説明する．いざ開始となっても，ステロイドは，実際にはステロイドのせいではない症状悪化の原因にされやすいため，繰り返し十分な説明をすることが重要である．

　三つ目に，口腔カンジダ症は比較的出やすいので，舌に白色付着物を認める等の所見があった場合は，速やかに，ファンギゾンうがい〔ファンギゾンシロップ®5mL＋水500mLで，1日3～4回うがいする．うがい後飲んでも構わない（吸収はされない）〕を開始する．あるいはイトリゾール®内用液やフロリード®ゲルを使用してもよい．

　注意すべきことは，そのくらいである．

　一方，長期投与となると，高血糖が出現する可能性が比較的あること，先述した易感染性が問題になる可能性があること，患者によっては抑うつ症状が出

る可能性があること，深部静脈血栓のリスクが増えることなどが注意点として挙げられる．ステロイドで一番多い精神症状は，せん妄より抑うつであるとされており，一定の注意を要する．

なお，NSAIDs（non-steroidal anti-inframmatory drugs：非ステロイド性抗炎症薬）併用下にて，消化性潰瘍の危険性は4倍になるが，単独投与では危険性の増加はないとされている(Piper JM et al：Ann Intern Med 114：735-740, 1991)．また，ネキシウム®やランソプラゾールなどのPPI（proton pump inhibitor：プロトンポンプ阻害薬）投与下においては，潰瘍の頻度も少ないと考えられる．

長期にならない投与では，白内障や緑内障は稀である．

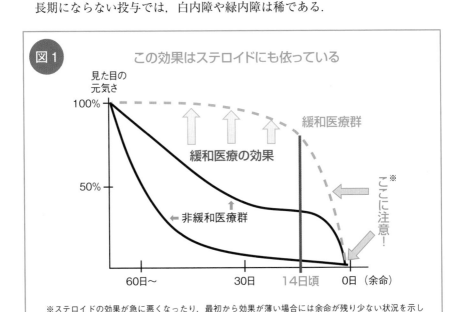

図1 この効果はステロイドにも依っている

見た目の元気さ

100%

緩和医療群

緩和医療の効果

50%

←非緩和医療群

※ここに注意！

60日〜　　　30日　　14日頃　　0日（余命）

※ステロイドの効果が急に悪くなったり，最初から効果が薄い場合には余命が残り少ない状況を示していることがある．

先述したように，緩和医療は一般的に長く命を延ばすことはできないが，見た目の元気さは，亡くなる2週間前頃まで比較的良い状態に保つことができる（個人差はある）．これを可能にするのは，ステロイドの力にも依っていると思われる．

患者の見た目の状態が変わってくるのがわかる反面，余命は延ばさないゆえに，患者さんやご家族が必要以上に楽観的な見通しを抱きやすいことは留意しておいたほうがよい．患者本人にまでそのことを伝える必要はない場合が多い

とは思われるが，家族には十分周知しておいたほうがよいと思われる．

　また，**図1**を参照すればわかるように，死が迫っている場合の効果は薄い．

　あくまで経験的にだが，ステロイドの効きが急に悪くなる，あるいは最初から効果が薄い場合は，死が迫っている場合も多いと思われる．したがって，ステロイドの効き具合で，予後の厳しさをある程度は予測可能である．

　私はステロイドの効果が弱い，もしくはない場合で，抑うつ等の他の原因が否定的な場合は，予後を短い週単位以下と判断する一つの根拠としている．

余命数ヵ月以内で，食欲不振・全身倦怠感・嘔気嘔吐・脳圧亢進・脊髄神経圧迫・腫瘍熱・がんによる閉塞症状（腸閉塞など）・上大静脈症候群・がん性リンパ管症・胸水・腹水などの症状がある時.

リンデロン® もしくは デカドロン®
- 1〜8mg/日　内服　分1 朝 もしくは 分2 朝昼
- 1〜2mg/日　坐薬　分1 朝 もしくは 分2 朝昼
- 2〜8mg　点滴静注 もしくは 皮下点滴 分1 朝

事例紹介　　胸水を抜かず，イレウス管を抜く
〜ステロイドでコントロール可能な胸水や腸閉塞がある〜

　私は緩和医療を始めてから，予後が短い終末期がん患者のがん性胸水貯留例に胸水穿刺が必要になった症例は一例もない．もちろんドレナージや胸膜癒着術も，である．残念ながら腹水はそうでもないのだが．

　その理由は，ステロイドを使用しているからだ．経験上，ほとんどの症例でがん性胸水は穿刺せず，ステロイドのみでコントロールできるように思う．私の場合は100％そうである．むしろ，がんが相当以上進行した症例では，胸膜癒着術のほうが成功可能性が低いと思われ，また頻回の穿刺による心身の消耗も問題となる．ぜひ一度ステロイドを使ってみてほしい．

　次の胸部X線写真は，40歳代男性の肺がんの胸水貯留症例である．これまでも，ドレナージや胸膜癒着術を受けていた．

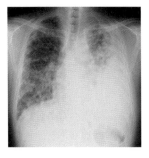

6月13日

次の外来の6月19日には，このように胸水の増量を認めた．

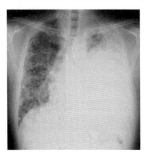

6月19日

この日，胸水ドレナージを施行され，私がリンデロン®4mgを処方した．

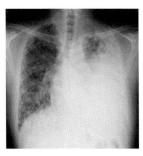

6月19日胸水穿刺後

　効果は見違えるほどであった．この患者さんの奥さんは，本書（初版本）の読者であったが，「本当に効くのだということがわかった」とおっしゃっていた．

　胸水貯留のスピードは大幅に緩徐になり，何より呼吸困難が緩和され，家から出られなかったのが，外出も可能となった．倦怠感も改善され，表情には笑顔が戻った．

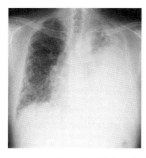
　8月14日

　上は８月14日の胸部Ｘ線写真である．

　まだ６月19日の胸水穿刺前と同等かそれ以下の貯留であることがご理解いただけると思う．

　ステロイド開始前は患者が抜いてほしいと希望するレベルの胸水貯留の増悪が６日で進んだのに対し，開始後は57日経過しても，まだ開始前の６日間の貯留量より少ない．これがステロイドの力である．

　呼吸器内科医にも，德田 均先生〔社会保険中央総合病院（現 東京山手メディカルセンター）〕のように，胸水穿刺を行うことなくステロイドで胸水をマネジメントした報告「ステロイドは進行癌の病態形成を抑制する」[http://medical.nikkeibp.co.jp/leaf/mem/pub/opinion/orgnl/201004/514867.html] をされている先生がいる．

　次は，悪性腹膜中皮腫の50歳代男性の事例である．

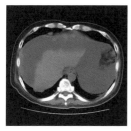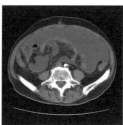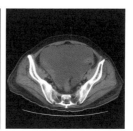

　上記腹部 CT でも明らかなように，腹腔内は腹水が大量に貯留し，患者の腹部膨満感は強かった．

　私に依頼がくるまで，10月入院時から48日で，実に計48,890mL の腹水を抜く必要があった．計18回施行されている．

　依頼がきてすぐにリンデロン®８mg/ 日の点滴を開始した．

　するとどうだろう，その後の28日間に必要になった腹水穿刺はたった２回，計4,500mL と激減した．

28日後，患者は…なんと退院した．腹水貯留のスピードが激減したので頻回穿刺の必要がなくなり，また倦怠感や食欲不振の改善があっての在宅移行であった．

患者は44日間在宅生活を送り，翌年2月に再入院し，25日間入院して亡くなられた．その間に必要だった腹水穿刺も2回，計1,700mL であった．

ステロイド開始前の48日間に必要だった腹水ドレナージは48,890mL/18回，ステロイド開始後の97日間のそれは6,200mL/ 4回であった．

腸閉塞の場合も有効な症例が少なくない．ステロイド投与・オクトレオチド®投与・1日500〜1,000mL 程度の適正な輸液の3点セットで，下部消化管閉塞のイレウス症例でイレウス管が必要になった症例は私は一つもない（上部消化管閉塞は難しい場合もある）．これで少量の経口摂取が可能になった症例や，普通に食事ができるようになった症例まであるし，在宅に帰れた症例も多い．いずれも前医では「もう食事は無理」と言われた症例である（「経口摂取をすると死にますよ」とまで言われた症例もあった．彼は「何も飲んではダメ」と，唾液を飲むことすらも禁じられたため，ずっと唾液を垂れ流しており，夜も眠ることができなかったが，ステロイド等による加療で食事摂取が可能となった）．

胸水や腸閉塞で，ステロイドを使用されずに管理されている症例は少なくない．また易感染性等も気になるところではあるとは思うが，抗菌薬を適切に使用すれば，感染症で致死的になる危険性も低いと思われる．

胸水と腸閉塞に，もっとステロイドを使用してほしい．

以前，他院の研修医の先生から，終末期のがん患者の食欲不振と腹水にステロイドの使用を提案したところ，指導医に免疫力低下の恐れがあるとのことで反対されたという症例について相談を受けた．使用してみて反応をみるという方法もあったと思う．医療者の誤解が減ってくれるようにと願ってやまない．

ステップ2

アセトアミノフェンと
NSAIDs を使おう！

ステップ **2**

アセトアミノフェンと NSAIDsを使おう！

 アセトアミノフェンが主役級になった.

 WHO の 3 段階除痛ラダーは絶対的な力を失った.

さて，ここからは，痛みの緩和法を説明する.

実は，この「ステップ 2」の内容は，初版本当時からだいぶ書き換えられている. 痛みの治療も日進月歩である.

大きな変更 2 点を上記「ここが POINT！」でお示しした. 以下に概説する.

●アセトアミノフェンの高用量投与が可能になった

まず2011年 1 月にアセトアミノフェンの用法・用量が改定され，高用量投与が可能になった. 添付文書はこうなっている.

「通常，成人にはアセトアミノフェンとして，1 回300 〜 1,000mg を経口投与し，投与間隔は 4 〜 6 時間以上とする. なお，年齢，症状により適宜増減するが，1 日総量として4,000mg を限度とする」

さらに，アセトアミノフェンの点滴薬のアセリオ®も使用可能となっている.

高用量投与が可能になったことに伴い，臨床上の実感としても，これまでと効果の印象がずいぶんと変わった. 端的に言うと，従来の1.5g/ 日ではあまり効果を認めなかったものが，3 g/ 日や 4 g/ 日だと患者にも効きがよく実感されるような事例が増えた.

今はがん性疼痛の第一選択薬のひとつと言ってよいだろう.

　なお高用量投与でも因果関係が否定できない肝機能障害は1%程度とされ〔Jpn J Clin Pharmacol Ther；47（2），31-37，2016〕，使用期間内回復例も少なくなく（47%），比較的安全に使用できるが，念のため血液検査での定期的なフォローアップは必要だろう．

　また，WHO（世界保健機関）の3段階除痛ラダーの第1段階の薬剤に位置づけられるため，しばしば誤解されているのだが，アセトアミノフェンはNSAIDs（non-steroidal anti-inflammatory drugs：非ステロイド性解熱鎮痛薬）とは異なった薬剤である．すなわちNSAIDsは，シクロオキシゲナーゼ活性抑制からプロスタグランジン合成を阻害する末梢性作用で，鎮痛・解熱・抗炎症効果をもっているが，アセトアミノフェンは中枢性作用で，その作用点は視床や大脳皮質などで鎮痛・解熱作用のみ有しており，抗炎症効果はない．

　ゆえに，炎症が強い種類の疼痛，例えば骨転移痛等の場合は，NSAIDsより効果の不足を感じることがある．また作用点が異なるので，NSAIDsと併用することも可能であり，上乗せしただけの効果を（臨床的には）感じることも多い．

　がん性疼痛にアセトアミノフェンは，積極的に使用を考える薬剤になったと捉えてよいだろう．

● 3段階除痛ラダー見直しの動き

　もう1点の変更は，WHO 3段階がん疼痛除痛ラダーについてである．

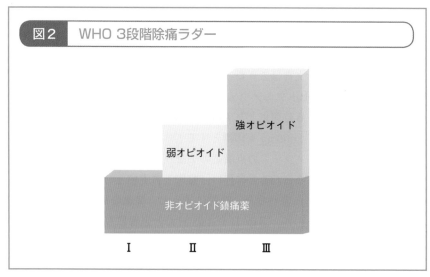

図2　WHO 3段階除痛ラダー

強オピオイド

弱オピオイド

非オピオイド鎮痛薬

Ⅰ　　　Ⅱ　　　Ⅲ

　1980年代に，WHO が作成したこの除痛ラダーは，疼痛治療に携わる者にとっては基本であった．

　ラダーに則れば，がん疼痛治療は最初に非オピオイド鎮痛薬，すなわちアセトアミノフェンや NSAIDs を開始し，それで効果が不十分ならば弱オピオイドを追加し，それでも効果が不十分ならば，弱オピオイドを強オピオイドに変更することが基本方針となる．

　しかし現状は，この 3 段階除痛ラダーがエビデンスの点で基盤が決して強固ではないことを指摘されるようになっている．

　『がん疼痛の薬物療法に関するガイドライン 2014年版』（日本緩和医療学会緩和医療ガイドライン作成委員会 編，金原出版，2014）でも，「非オピオイド鎮痛薬を投与されている患者にオピオイドを開始する場合に，非オピオイド鎮痛薬を中止した場合と，中止せずに併用した場合のどちらが鎮痛効果がよいかは不明である」（p.154），また「中等度以上のがん疼痛のある患者に対して，弱オピオイドを最初に投与し，鎮痛効果が不十分であれば強オピオイドを投与する方法と，強オピオイドを最初から投与する方法とは，いずれも，安全で有効である」（p.142）と記されている．

　◆**非オピオイド鎮痛薬からオピオイドに切り替えるのではなく併用する**
　◆**弱オピオイドから開始して，強オピオイドに切り替える**

という従来の考え方に，エビデンスの点から疑義が呈されているという状況である．

●臨床での薬剤選択法は？

　しかしながら，非オピオイド鎮痛薬とオピオイド鎮痛薬は，作用点や作用機序が異なるため，相加的な効果を示す症例が存在するのは事実である．特に骨転移痛などの炎症性変化が強いがん性疼痛事例には，NSAIDs の併用で大きく症状が緩和されることも稀ではない．それらを踏まえて，私は以下のように選択している．

アセトアミノフェンと NSAIDs ── 私の処方例

ⅰ）アセトアミノフェンの高用量2.4〜3g/日で開始し，定期的に血液検査を行う．元々肝機能障害がある例や，肝硬変がベースにあるような事例は，その半量で慎重に開始するか，NSAIDs から開始する．

　　※肝機能障害が出現・増悪するなら，アセトアミノフェンを中止する．

ⅱ）ⅰ）で改善があるも効果が不十分ならば，NSAIDs をⅰ）と併用開始し，潰瘍予防の対策薬を処方する．消化管出血がある事例や腎機能障害がある事例は，NSAIDs は処方せずに，ⅲ）を開始する．

　　※消化管出血や腎機能障害が出現・増悪するなら，NSAIDs は中止する．

ⅲ）ⅱ）で痛みの改善が不十分ならばオキシコドンの低用量から開始し，アセトアミノフェン，NSAIDs と併用する．

ⅱ）の NSAIDs について，もう少しだけ説明する．

NSAIDs はがん性疼痛の緩和に重要な薬剤ではあるが，禁忌や副作用があることに留意しながら処方を行う．

主な禁忌は，消化性潰瘍のある場合，消化管出血の可能性がある場合，重度の腎障害，重度の肝障害，重篤な出血傾向，喘息などが挙げられる．

潰瘍予防のため，NSAIDs の定時使用の場合は，PPI（proton pump inhibitor：プロトンポンプ阻害薬）の併用投与を行うのが無難である．NSAIDs 定時投与開始と同時に PPI も開始する．

がん性疼痛に対して，次のように薬剤を開始する

① アセトアミノフェン　3g/日　分3　毎食後　もしくは
　　　　　　　　　　　　2.4g/日　分4　毎食後・就眠前

　①が効果不十分ならば，②〜④のいずれかを併用する．

② ロキソニン®　3錠　分3　毎食後

③ ボルタレン®坐薬25mg　1日3回挿肛

④ ロピオン®　1アンプル＋生理食塩水20mL を1日3回ゆっくりと
　　　　　　　静脈注射（飲めない時．①はアセリオ®を使用）
　　　　　　　　　＋　②〜④開始時に併用して

⑤ ランソプラゾール OD　15mg　分1　朝

　痛みのほかに腫瘍熱が存在する場合は，ナイキサン®を使用してもよい．ナイキサン®は腫瘍熱に効果があるとされるためである．

　NSAIDs の効力差については，存在するという意見と，一剤からある一剤へ変更しても変わらないという意見がある．

　あくまで私見だが，副作用が少ない選択的 COX-Ⅱ阻害薬は，その半減期の長さゆえか，患者の体感として苦痛軽減が弱い印象もある．実際，選択的 COX-Ⅱ阻害薬からロキソニン®等の非選択的 COX-Ⅱ阻害薬に変更すると，それだけでも疼痛が緩和される症例も存在する．

　また，NSAIDs の強さについて補足すると，先ほど鎮痛効果が薬剤によって異なるという意見があると記したが，その説を採ると，ボルタレン®が現在最も鎮痛効果が強い NSAIDs とされている（反面，副作用の頻度もおそらく他剤より多いと考えられる）．なかでも激痛の尿管結石の際にも重宝する，ボルタレン®坐薬50mg の1日3回投与は，NSAIDs の内で最強と目される．また，半減期が長く，1日2回投与が可能なボルタレン®SR カプセルの使用も，ロキソニン®等の半減期が長くない薬剤の定時使用で，薬の切れ間に疼痛が増強するような場合には推奨されよう．

　NSAIDs の定時使用の場合に心配される消化性潰瘍やそれに伴う消化管出血であるが，ランソプラゾールやネキシウム®などの PPI をきちんと併用すれば，潰瘍の頻度も大きく下がると思われ（私の経験では，PPI を併用し，がん性疼痛治療目的で NSAIDs を投与した患者に吐下血を起こすような潰瘍が発生したことはない），普通にロキソニン®等を使用してよいと思われる．

　なお，NSAIDs 潰瘍を予防するといわれているのは，PPI 投与かサイトテック®投与，あるいは高用量の H₂ブロッカー投与とされており，巷でしばしば行われているムコスタ®やセルベックス®などの胃粘膜保護薬併用ではまず予防効果はないと思われるので，その点注意を要する．このうち，PPI は1日1回内服で24時間の効果持続が期待できるため，服用しやすさからも第一選択になると考えられる．

　一方で PPI の長期投与が問題になる〔例えば，骨折が増えるとされているとの報告も出てきている．また，肺炎や偽膜性腸炎のリスクを増やすとの報告もある．

　確かに胃酸を長期間低分泌に保つことは，予期せぬ影響を身体に与える可能性があることは推測される．したがって，消化性潰瘍の対策にて PPI 等の薬

剤を併用することが必要になる NSAIDs よりも，アセトアミノフェン投与のほうがまず推奨される．

また NSAIDs も漫然とは継続せず，疼痛が落ち着いている場合は，アセトアミノフェンやオピオイド単独治療にすることが推奨されよう．それによって PPI を中止可能ともなるためである．

また，NSAIDs は坐薬だからといって，潰瘍の頻度は下がらないといわれていることに注意が必要である．投与経路の違いは潰瘍発生の頻度に関係しない．したがって，NSAIDs が坐薬の場合も，静脈注射の場合も，PPI 等による消化性潰瘍の予防措置は必要とされる．

さらに，この点も重要であるが，NSAIDs には有効限界（ceiling effect）が存在し，添付文書に掲載されている通常用量以上に増やしても，鎮痛効果は増強しないとされている．

たまにロキソニン®を1日4回内服とか6回内服とかしている症例を見かけるが，通常用量以上に増やしても，副作用の頻度が増えるのみとされており，推奨はできない．同様に NSAIDs 同士の併用使用も推奨されない．

以上より，骨転移痛のように炎症性変化が強い際などに，まだまだ NSAIDs の役割は大きなものがあるが，基本的にはアセトアミノフェンで開始し，また NSAIDs で効果不十分な場合は，遅滞なく次の「ステップ3」で解説するオピオイドを使用開始することが重要である．

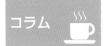
コラム　　　　　　　NSAIDs の違った使われ方

漫然とした NSAIDs の長期投与はよくないことをお伝えした.

しかし最近, NSAIDs のまた違った使われ方が注目されている.

それは, がんによる悪液質への薬物療法としての使用である.

もちろん単剤では悪液質を改善させる力があるわけではなく, 多剤併用の一薬として, セレコックス®が使用された研究がある（悪液質の併用療法についての研究は Mantovani G et al：Oncologist 15：200-211, 2010, Macciò A et al：Gynecal Oncol 124：417-425, 2012など）. 悪液質の機序として炎症の亢進があることから, それを阻害して効果を出している可能性がある. また NSAIDs による大腸がんの予防の話なども言われている.

すべての薬剤には良い面と悪い面があり, だからこそ臨床家は最終的に投与するか否かを迷うのであるが, NSAIDs もその例外ではない.

ステップ3

オピオイドを使おう！

オピオイドを使おう！

 オピオイド製剤が充実した.

　アセトアミノフェンや NSAIDs にて鎮痛不十分であったら，オピオイドの投与を開始するべきである.

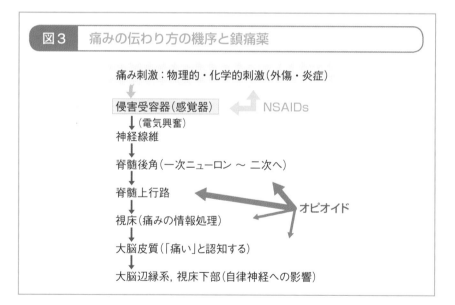

図3	痛みの伝わり方の機序と鎮痛薬

痛み刺激：物理的・化学的刺激（外傷・炎症）

↓

侵害受容器（感覚器）　⇐　NSAIDs

↓（電気興奮）

神経線維

↓

脊髄後角（一次ニューロン　～　二次へ）

↓

脊髄上行路

↓　オピオイド

視床（痛みの情報処理）

↓

大脳皮質（「痛い」と認知する）

↓

大脳辺縁系, 視床下部（自律神経への影響）

　図3のように，痛みの伝わり方から考えると，NSAIDs とオピオイドの作用点は異なり，イメージとして，局所の痛みの総量を軽減するのが NSAIDs であり, NSAIDs で抑えきれなかった（痛みの経路を上行する）痛み信号をブロッ

クするのがオピオイドであることからして，（エビデンスの弱さはあるものの）
併用の意味があることは少なくない.

　経験上も，例えばロキソニン®（NSAIDs）からオキシコドン®（オピオイド）
に変更されて，なお痛み症状が続いている患者に，再度ロキソニン®を併用さ
せたところ，痛みが消失したという事例は数多くある.

　まずは併用を考えてみるのでよいと思う.

　新しい話題としては，「ここがPOINT！」に記したとおり，ずいぶんと薬剤
の種類が増えた. しかし本書の方針上，最低限のものを挙げたい.

オピオイド選択理論

ここから計算が増えるので，ご了承願いたい. この本に出ているくらいの計算は，世界一
簡単な緩和医療の本でも必要である. しかし，難しいものは一つもないので安心してくだ
さい.

●弱オピオイドの開始

　さて，WHO の3段階除痛ラダーに則ると，次はⅡ段階である（p.18 図2参
照）. 本来ここは弱オピオイド投与の段階である. 弱オピオイドには旧来，リ
ン酸コデイン，レペタン®（ブプレノルフィン）があり，のちトラマール®が
増えた.

　しかし2020年現在，鎮痛薬としてのリン酸コデインの役割はすでに終了して
いると考えられ，レペタン®も坐薬と注射のみしかないため，第一選択薬とは
考えにくい. したがって，この2剤について詳述するのは避ける（おおむね経
口リン酸コデインの量×1/10 ～ 12＝経口モルヒネ量であることと，レペタン
注射の量×50＝注射モルヒネ量であることは知っていてもよい）. なおブプレ
ノルフィンの貼付剤は，がんの痛みへの適応が通っていない.

　トラマドール（トラマール®）は，コデイン類似の化合物である. 作用はμ
オピオイド受容体（と下行性疼痛抑制系）への奏効で，基本的にはオピオイド
なのだが，医療用麻薬とはなっていないので，その点での使いやすさがある.
ゆえに，現在弱オピオイドを出すとすればこのトラマール®になる. まずは同

薬で開始する方法もあろう．ただ，効果不十分で結局強オピオイドの使用が必要となることも多いことや，最高血中濃度到達時間が約1.5時間（鎮痛効果の強い代謝産物M1）と，レスキューにしては遅めであることなどが，しばしば問題となる．

なお，このトラマール®とアセトアミノフェンとの合剤であるトラムセット®も発売されているが，一応がん性疼痛の適応症ではないことはご留意いただくのがよいだろう．トラムセット®のアセトアミノフェン量は中途半端（トラムセット®4錠でアセトアミノフェン1,300mg/日，8錠で2,600mg/日）なこともあり，結局，別個にアセトアミノフェンの追加が必要になることがあるため，私はがんの患者には基本的に使用しない．

アセトアミノフェンやNSAIDsの使用で症状が緩和されなければ，オピオイドを開始する．あるいは内臓痛（典型的には肝被膜痛や膵臓がんの疼痛などの局在がはっきりしない，鈍痛や重い痛みなどの表現をとる疼痛）等のオピオイドが奏効しやすい疼痛を患者が訴えている場合は，最初からオピオイドの投与でもよい．

◆まずはオキシコドン

さて，まずはオキシコドンから開始する．なお，オキシコドンは，以前オキシコンチン®のみだったが，ジェネリックも出た．

オキシコドンは5mg製剤があるため，10mg/日・分2（内服モルヒネ換算15mg）で開始する．

なお内服オキシコドンの量×1.5＝内服モルヒネの量である．これは覚えておかなくてはいけない．すなわち，1日にオキシコドンを10mg内服するのならば，内服のモルヒネを1日15mg飲むのと同じ量である．同様に，オキシコドン1日20mgだったらモルヒネに換算して1日30mg，オキシコドン1日40mgだったらモルヒネ換算1日60mgとなる．

現在，徐放製剤のオキシコドンの最小量は5mgになるので，最小1日量の10mgを内服する場合は，先述したようにモルヒネ換算で1日15mgとなる．

オピオイドの増量は，おおむね1.5倍ずつ増量すればよいので，例えば10mgから増量する場合は，次は15mg，その次は（22.5なので）20mg，次は30mg，その次は（45なので）40mg，60mg，90mg，120mg…となる．これは一度大きく書いておこう．

《オキシコドンやモルヒネの増量法》

オキシコドンやモルヒネの増量は, このように行えば良い.

10mg→15mg→20mg→30mg→40mg→60mg→90mg→120mg…

このように約1.5倍ずつ増量してゆく.

120mg 以降は1.3倍ずつ増量するが, 個人的意見では, 内服モルヒネ換算30mg 刻みの増量でもよい.

増量しても, 眠気が増えるだけで鎮痛効果がそれほど増えるのを感じない場合や, 内服モルヒネ換算で120mg/ 日を超えた場合は, 鎮痛補助薬の併用も考慮する.

内服の増量は2日ごと (前回増量より48時間あけて) に, 副作用をチェックして行う.

さて, 上記の理論に則ってオキシコドンを増量すると, 10mg の次は15mg (分3) となる. 内服モルヒネに換算すると15×1.5＝22.5mg となる.

オキシコドン15mg/ 日の次は20mg/ 日・分2となる. その次は30mg/ 日・分2である. このように増やしてゆけばよい.

1.5倍の増量幅を堅持すると, 120mg/ 日を超えるあたりから, その増量分が大きくなる. ゆえに, 内服モルヒネ換算120mg/ 日 (＝オキシコドン80mg/ 日＝フェントス®テープ4mg/ 日＝デュロテップ®MT パッチ8.4mg/ 3日) を超えたら, 増量幅は1.3倍ずつにするのが推奨されている.

そうすると, 120mg/ 日→160mg/ 日→200mg/ 日→260mg/ 日→340mg/ 日→450mg/ 日→580mg/ 日→750mg/ 日…となる.

ただ, 1.3という数字は少々ややこしく, またそれでもそのうち増量分が大きくなる.

以上の点を踏まえ, 私自身は内服モルヒネ換算30mg ずつの増量をお勧めしている.

内服モルヒネ換算30mg/ 日は, 貼付剤だとフェントス®テープ1mg/ 日, デュロテップ®MT パッチ2.1mg/ 3日と同じ量なので, 増量の仕方がわかりやすいからということもある. オキシコドンならば20mg/ 日ずつの増量となる. モルヒネ製剤は, もちろん30mg ずつ増量すればよい.

増量間隔は, 一般にモルヒネやオキシコドンの定時投与用製剤では2日ごと

（前回増量時より48時間あけて），フェントス®テープやデュロテップ®MTパッチは3日ごと（前回増量時より72時間あけて）とされている．

　なお，増量の仕方や増量幅，増量間隔については無作為化比較試験がなく，専門家の意見に基づくものであり，絶対的なものではない．

　さて，オキシコドンの開始法を今一度次に示す．

《オキシコドンの開始法》

アセトアミノフェンおよびNSAIDsを残したまま，まず
● オキシコドン5mg　1日2錠　12時間毎

効果不十分ならば
● オキシコドン5mg　1日3錠　8時間毎

それでも効果不十分ならば
● オキシコドン10mg　1日2錠　12時間毎

　　　以下，前述のとおり増量

● 強オピオイドへの移行 ━━━━━━━━━━━━━━━━━━━━━━━━

 強オピオイドが増えた.

さて，次にオキシコドン®以外の基本的な強オピオイドを示そう．

「強オピオイド」4者の利点・欠点

● モルヒネ
　　利点：呼吸困難に対して有効とのエビデンスがあり．
　　欠点：腎不全患者における蓄積．
　　　　　フェンタニルと比較して嘔気・便秘が多い．

● フェンタニル
　　利点：貼付剤がある．腎機能障害があっても使用可能．
　　欠点：呼吸困難へのエビデンスが十分ではない．

● オキシコドン
　　利点：腎機能障害があっても使用可能．

> ● ヒドロモルフォン
> 利点：モルヒネに似ているが，腎障害があっても使
> える．

　ここに挙げたように，現在日本で使用できる強オピオイドは，主にモルヒネ，フェンタニル（代表的貼付剤がデュロテップ®MTパッチとフェントス®テープ），オキシコドン，ヒドロモルフォン（ナルサス®）の4種類である．

　実は他にも2種類ある．メサドンは，一般のオピオイドとは違った作用があり，難治性神経障害性疼痛などに向く．しかし調節が難しいことや致死的副作用の懸念から，一般臨床家には先の基本4薬の習熟が優先されよう．メサドンが適応となるような事例は，難治性神経障害性疼痛等が考えうるが，例えば神経ブロックを併用することによってそれらの疼痛も緩和できることがしばしばある．また2014年よりトラマドールの改良版といえるタペンタドールが使用可能となっている．こちらは強オピオイドで，トラマドールと異なり医療用麻薬指定となる．神経障害性疼痛に向いていることや便秘が少ないこと等の利点がある一方で，レスキューは別のオピオイド（例えばオキノーム®など）を使用する必要があるなど少々難しさがあるため，まずは前記4種類が使いこなせれば大きく困ることはないだろう．

　さてモルヒネ，フェンタニル，オキシコドンは，それぞれ作用する受容体が異なり，フェンタニルは$\mu 1$受容体に，オキシコドンは$\mu 1 + \mu 2 + \kappa$受容体に，モルヒネやヒドロモルフォンは$\mu 1 + \mu 2 + \kappa + \delta$受容体に作用する〔J Pain Res：7, 589-608, 2014〕．

　ゆえに，4者のオピオイドは効力や副作用が多少異なる．

　フェンタニルの場合は，作用する受容体の特性から，他ではほぼ必ず対策が必要な，便秘・吐き気などの対策も必須ではないし，貼付剤があるため，アドヒアランス*が良い．

　ただし2008年以前の問題は，デュロテップ®の最小量製剤のデュロテップ2.5mgがモルヒネ換算で60mg/日と多かったことであった．

　今も，デュロテップ®MTパッチやフェントス®テープは表記のmg数が小さいため，増量に心理的抵抗感が（貼付薬という点もあり）少ないという傾向がある．

＊アドヒアランス…患者が積極的に治療方針の決定に参加し，その決定に従って治療を受けること．従来用いられてきた「コンプライアンス」は受動的に従うという意味合いがあり，「アドヒアランス」に言葉が変更になった．

しかし表記の mg 数と比して，投与されているオピオイド量としては，実はそれほど少ない量ではない.

デュロテップ®MT パッチやフェントス®テープを内服モルヒネに換算して列記すると，以下のようになる.

- ●フェントス®テープ0.5mg/ 日＝内服モルヒネ換算15mg/ 日
- ●デュロテップ MT パッチ2.1mg/ ３日＝フェントステープ１mg/ 日＝経口モルヒネ30mg/ 日
- ●デュロテップ MT パッチ4.2mg/ ３日＝フェントステープ２mg/ 日＝経口モルヒネ60mg/ 日
- ●デュロテップ MT パッチ8.4mg/ ３日＝フェントステープ４mg/ 日＝経口モルヒネ120mg/ 日
- ●デュロテップ MT パッチ12.6mg/ ３日＝フェントステープ６mg/ 日＝経口モルヒネ180mg/ 日
- ●デュロテップ MT パッチ16.8mg/ ３日＝フェントステープ８mg/ 日＝経口モルヒネ240mg/ 日

さて，前掲したように，強オピオイド４者のうち，便秘等が軽いのはフェンタニル（デュロテップ®MT パッチやフェントス®テープ）である．しかし適応上，これらの貼付剤は，用法に他のオピオイド鎮痛薬から切り替えて使用する，という但し書きがついている（今後は変わる可能性がある）.

ゆえに強オピオイドを開始する場合は，次のように始める.

20mg くらいから始めよう！

- ●強オピオイドは

    塩酸モルヒネ20mg/ 日やオキシコドン10mg/ 日（内服モルヒネ換算15mg/ 日），ナルサス®４mg/ 日程度で始めることが多い.

    フェンタニル貼付剤は調節性に劣ること（フェンタニル貼付剤は72時間ごとの増量．内服のモルヒネやオキシコドンは48時間ごとの増量），また適応上，他のオピオイド使用を優先させ（切り替え）ることとなっているため，特別の事情がなければオキシコドンやナルサスから開始する.

ここに記したように，内服モルヒネ換算で約20mg/ 日前後で始めるのが無難である．強い痛みだからといって，初めから多量のオピオイドが必要とは限らない．コツは少量から始めて，痛みの変化を十分患者に聴取しながら増量す

る点にある．出して満足してしまって増量しないのはよくない（とはいえ，最近はフェンタニル貼付剤をガンガン増やしてしまって，傾眠やせん妄を出してしまっている症例もある．オピオイドが効きにくい痛みは，オピオイド増量だけで緩和しようとしないことも重要である）．

　オキシコドンやモルヒネの内服の場合は，先に記したように10→15→20→30→40→60→…と増やしていけばよいし，ナルサス®や，デュロテップ®MTパッチやフェントス®テープの増量については次のとおりである．

《ナルサス®の増量法》

　ナルサス4mgを1日1回で開始．4→6→8→12→16→20→24mg/日と漸増．24mg/日以上でも鎮痛不十分な場合は，鎮痛補助薬の併用，神経ブロックや放射線治療の施行を考慮する．

《デュロテップ®MTパッチの増量法》

　デュロテップ®MTパッチは，2.1→★4.2→6.3（4.2+2.1）→8.4→10.5（8.4+2.1）→12.6→14.7（12.6+2.1）→16.8mg…と貼り替えごとに，漸増させてゆく．（★の時は量が2倍増しとなるので，患者の観察を十分にする．）

　とはいえ，デュロテップ®MTパッチ8.4mg以上でも鎮痛不十分な場合は，鎮痛補助薬の併用，神経ブロックや放射線治療の施行を考慮する．

《フェントス®テープの増量法》

　フェントス®テープは，1→★2→3（2+1）→4→5（4+1）→6→7（6+1）→8mg…と貼り替えごとに，漸増させてゆく．（★の時は量が2倍増しとなるので，患者の観察を十分にする．）

　とはいえ，フェントス®テープ4mg以上でも鎮痛不十分な場合は，鎮痛補助薬の併用，神経ブロックや放射線治療の施行を考慮する．

＜モルヒネの選択＞

　オキシコドンが使いやすい薬剤として存在するため，2020年現在，モルヒネ

を選択する理由は，呼吸困難に奏効するエビデンスが，オキシコドンやフェンタニルより強いところにある．

　したがって，今現在痛みに呼吸困難が合併している，もしくは今後呼吸困難の出現が予想される症例においては，モルヒネが良い適応となる．ただし，オキシコドンも呼吸困難に効果がある可能性がある．

　例えば，肺がんで呼吸困難がある場合や，肺転移が大きく咳が結構出る場合などは，モルヒネ投与のほうが第一選択になろう．

　また，諸論あるが，フェンタニル貼付剤に少量のモルヒネを併用することで痛みや呼吸困難が軽減される可能性があり，これは覚えておいてもよい．フェンタニル貼付剤はμ1受容体しか作用しないため，μ2をはじめ他の受容体にも作用するモルヒネを足すことで，他の受容体への作用を介して痛み等が軽減されるのかもしれない．

　一方で，モルヒネは，腎不全を合併する患者への投与も避けたほうが無難である．腎不全の場合は，モルヒネの代謝産物が血中に高濃度で留まるため，副作用も増える．そのため腎不全の場合は，かなり少ない量から開始して，慎重に経過を観察する必要がある．しかしヒドロモルフォンは，モルヒネに似ている（他の強オピオイドよりは）ため，腎障害の場合もヒドロモルフォンを代替として使えるようになった．オキシコドンやフェンタニル貼付剤の場合は，腎不全の場合でも一定の注意は必要だが，モルヒネほど投与量に神経質にならなくてよい．一方で高度の腎不全では，オキシコドンやヒドロモルフォンは濃度が上がるため，用量設定は慎重に行う必要はある．

　以上より，痛み単独の患者に関しては，オキシコドンあるいはナルサス®からの開始でよいと思われる．

　まとめる．強オピオイドを開始する場合，以下のように開始する．

《強オピオイド開始法》

① オキシコドン（5mg）　1日2錠　分2　12時間毎内服，あるいは
　 ナルサス®（2mg）　1日2錠　分1

② （呼吸困難や咳＋痛みの場合で腎機能障害がない時．腎機能障害が
　 あれば①を選択）
　 MSコンチン®（10mg）　1日2錠　分2　12時間毎内服

●内服が困難になってしまったら ━━━━━━━━━━━━━━━

　また，**内服が困難**になってしまった時のことも述べねばなるまい．

　この換算比も知っておかねばならないが，<u>経口のモルヒネ１mg は，坐薬の 2/3mg に等しく，また静脈注射の1/2 〜 1/3mg あるいは皮下注射の1/2mg に等しい</u>と覚えておく必要がある．

　逆から言えば，モルヒネ静脈投与１mg は経口モルヒネ２〜３mg に等しい．要するに静脈注射の場合は同じ量で２〜３倍，もしくは皮下注射の場合は２倍効くということだ．

　また，モルヒネ坐薬１mg は経口モルヒネ1.5mg に等しい．要するに坐薬の場合は，同じ量で1.5倍（3/2倍）効くということだ．

　内服が困難になった場合は，この換算比を考慮して，同量のモルヒネで投与するのがよい．

　例えば，MS コンチン®を１回10mg １日２回服用している患者がいるとする．これは１日量としては20mg である．

　すると，モルヒネ注（持続皮下投与）としては，１日10mg を投与すればよいということになる．ゆえに，24時間かけて10mg が入るような投与法を考えればよい．

　また，フェンタニルの注射薬の換算であるが，フェンタニルの効力は同量の経口モルヒネの100倍である（実際は幅があるが，本書は覚えやすくするために100倍で統一する）．

　したがって，<u>経口モルヒネ１mg はフェンタニルの1/100mg，つまり0.01mg ＝10μg</u> である．この量を覚えておくと，モルヒネとフェンタニルのスイッチングを行える．

　2020年現在の主な薬剤の換算比を示そう．もちろん臨床上は下記で換算しても効果が変わることはよくあり，変更後はさらなる調整が必要なことは言うまでもない．

主な薬剤（オピオイド）の換算比

内服モルヒネ60mg/ 日＝モルヒネ坐薬40mg/ 日＝持続皮下注射モルヒネ30mg/ 日＝持続静脈注射モルヒネ20 〜 30mg/ 日＝オキシコドン40mg/ 日＝オキファスト®注30mg/ 日（※オキファスト®注は同じ量の内服モルヒネの効果2倍のため）＝フェントス®テープ2mg/ 日＝デュロテップ® MT パッチ4.2mg/ 3日＝フェンタニル注0.6mg/ 日（600μg/ 日＝25μg/ 時）＝ナルサス®12mg/ 日

また以前はオピオイドローテーションと呼んでいた，オピオイドの変更の「スイッチング」についても，フェンタニル貼付剤に切り替える場合を除き，当鎮痛用量に変えるのではなく，25 〜 50％を減じた量で開始することになっている（Caraceni A et al：Lancet Oncol 13：e58-e68, 2012）．

　要するに上記換算で計算した量よりやや少なめか半分くらいの量で，新しいオピオイドに変更するということである．

　なぜかというと，オピオイド同士は"不完全な交差耐性"といって，あるオピオイドに耐性が形成されて効きづらくても，別のオピオイドには耐性がそれほどでもなく，よく効くことがあるからだ．

◆小型シリンジポンプの使用を

　さて，モルヒネの持続注射の場合，持続皮下注射による投与は非常に有用である．皮下注射による効果発現時間は数分といわれており，静脈注射ほど速やかではないが「数分」なので，効果発現は遅くなく，むしろ迅速である．

　緩和ケア病棟では，テルモの小型シリンジポンプ テルフュージョン®（小型シリンジポンプ TE-361）を繁用している．このポンプは，ぜひ病院に数台準備しておきたいところである．

　このシリンジポンプの利点は2点ある．

　一つは，かなり小型である．ペンケース大の大きさであり，持ち運びが楽で行動の妨げになりにくい．その一方で，PCA（Patient-Controlled Analgesia：患者自己調節鎮痛）機能も付けられる．

　二つに，最小投与量が0.05mL という極少量を投与できるために，微調整が可能であり，また最小投与量が少ないために，薬液を原液のまま投与すること

が可能である．この原液のまま投与できるというのは，大きな利点である．

　これより大きいシリンジポンプの場合，原液を薄めて投与する必要があるため，その薄め方によって1日投与量や1時間の投与量がわかりづらくなりがちである．とはいえ，多くの病院で生理食塩水などに溶いて薄めて投与しているのが実情であろう．なぜなら，最小投与量が0.5mLのポンプを用いている病院も多いだろうからである．もしこのポンプで原液のモルヒネ注（10mg/1mL）を投与すると，0.5mL/時間として1時間に0.5mL＝5mgものモルヒネが投与されてしまう．24時間量で，これは120mg/日となり，経口量に換算すると240mg/日となってしまう！　1時間に0.5mL原液投与というのがいかに多い量か，ご理解いただけると思う．ゆえに通常，薄めて投与するのだ．

　しかし，前述の小型シリンジポンプを使用し原液投与で統一することで，そのような煩雑さを回避することができるし，ミスも減らせるのではないかと思う．特にコメディカルが正確な投与量を把握するためにも，私はこの小型シリンジポンプの使用を推奨したい．

●計算してみよう！

　さて，それでは塩酸モルヒネ注10mg/日の持続皮下投与（あるいは持続静注投与）で開始したい．先ほど，強オピオイドの開始量として経口モルヒネ20mg/日程度がよいと記したが，塩酸モルヒネ注10mg/日持続皮下投与（もしくは持続静脈投与）は，それとほぼ同等の量である〔持続静脈投与の際の換算比は2（～3）倍なので，正確には「2倍」ぴったりとは言いきれないのだが，便宜上ここでは2倍として扱う〕．

　よくいわれるように，点滴バッグに混注する方法だと，（不慮の事故で）一度に大量が投与される可能性があることや，微調整に向かないこと，あるいは早送りが困難であることなどから推奨されない．

　したがって，持続静注の場合は，点滴の側管ルートから投与することになるだろう．

　1時間20mL以下の持続静注だとルートが詰まる可能性もあるため，単独ルートでシリンジポンプを使って持続静注するのは困難だろう．そのために，詰まらないようにメインの点滴を落としながら，側管で投与するという方法にならざるを得ない．

　一方，持続皮下注射の場合は，単独ルートでの投与も可能である．こちらの

場合は，27ゲージ翼状針を皮下に刺入し，そこから持続皮下注射が可能である．針は24ゲージのサーフロー® （テルモ）でもよい．皮下注射の部位は，前胸部や腹部・大腿部等がよく選択される．サーフローの場合，針の交換は1週間程度で行う．

　さて，原液投与の場合，小型シリンジポンプの最小量である0.05mLの塩酸モルヒネ注は何mgであろうか．1％塩酸モルヒネ注は1mL＝10mgである．それゆえ，0.05mLは1mLの1/20なので，10mg÷20＝0.5mgとなる．

　では，1時間0.5mgを24時間投与すると，総量はいくらになるであろうか．24倍すればわかるように，12mgである．

　そう，これは経口量に換算すると24mgとなる．

　オピオイドは経口モルヒネ換算で，1日20mg程度から始めようと書いた．実際，MSコンチン®やカディアン®などの内服の徐放性モルヒネ製剤の1日最小量は20mgである．

　つまり，塩酸モルヒネ注原液投与の1時間0.05mL（＝0.5mg）の投与は，経口モルヒネの20mg/日に近似するのである．開始量として，ちょうどよい量なのだ．

　もちろん，高齢の方の場合や腎不全の場合など，開始量を少なくしたほうがよい場合は，生理食塩水とモルヒネを1：1で混合したものを時間0.05mLで投与したり（その場合，24時間でモルヒネ注は0.6mL入ることになり，塩酸モルヒネ注6mg/日，つまり内服の12mg/日である），あるいはさらに少なく，生理食塩水とモルヒネを3：1で混合したものを時間0.05mLで投与したり（その場合，24時間でモルヒネ注は0.3mL入ることになり，塩酸モルヒネ注3mg/日，つまり内服の6mg/日である）することも可能である．

　なお，フェンタニルの場合も原液投与が可能である．しかし，フェンタニルは100μg/2mLと，1アンプルが2mLのため，少々ややこしい．

　もしフェンタニル原液を1時間0.05mLで投与すれば，24時間で1.2mLであり，これはフェンタニル60μgである．フェンタニル60μgは，先述したように100倍すれば経口モルヒネ量となるために，60μg×100＝6,000μg＝6mgとなり，経口モルヒネ6mg/日の投与となる．

　フェンタニル原液を1時間0.1mLで投与すれば，24時間で2.4mLであり，これはフェンタニル120μgである．フェンタニル120μgは経口モルヒネ換算で120μg×100＝12,000μg＝12mgとなり，経口モルヒネ12mg/日となる．同じ

ようにフェンタニル注が1時間0.2mLだと，1日の経口モルヒネ換算で24mg/日となる．

そう，塩酸モルヒネ注原液投与の1時間0.05mLが，フェンタニル注原液投与の1時間0.2mLとほぼ等しい．そして，これらは開始量としても妥当である．

もっとも，フェンタニル注と内服モルヒネの換算比については，私が本書で記している100倍のほかに，50倍やら70倍やらといろいろなものがあるため，より深く習得したい方は成書を参照されたい．

さてもちろん，以前からモルヒネを経口で服用している患者の場合は，1日20mgではなくて，現在の量に合わせるように1時間の投与量を設定する．ここまで何回か計算例は示してきたので，大丈夫だろう．

きっちりひと桁目まで合わせようとすると難しいが，ある程度近似した量に収めるのは難しくない．例えばMSコンチン®を1日60mg（30mgを1日2回服用）内服している患者が内服不可能となって塩酸モルヒネ注原液の持続皮下投与を始める場合，1日量が塩酸モルヒネ注で30mgとなるようにすればよいので（なぜなら皮下注射のモルヒネは，経口モルヒネの効果の2倍だから），1日に塩酸モルヒネ注が3mL（＝30mg）投与されるような1時間量を設定すればよい．1％塩酸モルヒネ注が1時間0.15mLなら，24時間で3.6mL（＝36mg＝経口72mg）となるし，1時間0.10mLなら，24時間で2.4mL（＝24mg＝経口48mg）となる．

状態を考え，例えばMSコンチン®60mgで痛みが取れていなかったのならば，持続皮下注射の1時間量は0.15mLを選択すれば良いし（増量となる），全身状態悪化のための経口不可能であるのならば，持続皮下注射の1時間量0.10mLを選択すれば良い（減量となる）．

なお，内服から注射に変える場合は，特に持続静脈注射の場合は換算比が2「〜3倍」であることを鑑みて，「ぴったり同量」にこだわらず，やや少なめの量を設定したほうがよいかもしれない．前の例でいうならば，1時間量0.15mLではなく，0.10mLを設定したほうが無難だろう．

また，静脈注射や皮下注射にすると，便秘や嘔気・嘔吐などが軽減されるといわれている（一方で，当然のごとく，静脈注射や皮下注射でもこれらの消化器系副作用は起こり得る）．それなので，以前は副作用改善目的で経口から静脈注射・皮下注射へ変更することもあったが，現在はフェンタニル貼付剤など，そもそも消化器系副作用が相対的に軽度な製剤があるために，便秘や嘔気・嘔

吐改善目的で投与経路を変えるという必要性はあまりないだろう．

　静脈注射や皮下注射の利点は，①内服徐放性オピオイドでは48時間ごとのオピオイド増量，フェンタニル貼付剤では72時間ごとのオピオイド増量が24時間ごとでよいので調節性に富むこと，②レスキューの効果発現が早い（数分である）ことなどがあり，痛みの緩和を早急に進めたい場合，必要なオピオイド量を早く見極めたい場合，患者の状態が不安定な場合，突出痛が速放性の内服製剤を用いても十分に緩和できない（効果が遅くて間に合わない）場合などに向いている．

　坐薬は，経口から静注・皮下注へのつなぎとして使用してもよいが，効果が不定なこともあり，積極的には推奨されない．死期が迫っている場合に，経口から坐薬に変えて，そのまま最後までいくという方法もあるだろうが，現在はフェンタニル貼付剤があるので，それらに変更して最後まで貼付し続けてもよいだろう（全身状態が悪化した場合に，最後まで貼付継続するか否かについては様々な意見がある）．

　全病期を通じての戦略としては，オキシコドンかナルサス®の最小量で開始をして，適宜増量，経口不能になった場合は（オキシコドンの貼付薬がないため）フェンタニル貼付剤に切り替えるか，あるいはオキファスト®注（呼吸困難がある場合は塩酸モルヒネ注）やナルベイン®（ヒドロモルフォンの注射薬）に切り替えて最後までいくというような方法が考えられるだろう．

　経口不能になると，後述するレスキューの服用も不可能となるために，そのような場合にレスキューで坐薬を選択してもよいが，微調節が難しくなるため，あるいは疼痛が強い患者はそもそも坐薬を入れるのも楽ではないことから，余命がまだ一定程度あると推測される場合は，オキファスト®もしくは塩酸モルヒネ注，ナルベイン®などの持続静脈注射もしくは持続皮下注射に切り替えるべきだろう．ただし，在宅の場合等は，それにかかわらずケース・バイ・ケースであるとは考えられる．

　2020年現在の私の戦略としては，オキシコドンから開始して，そのまま最後までいく（オキシコドンが内服困難になったら，フェンタニル貼付剤に切り替える．レスキューは最初オキノーム®，経口不能となったらアンペック®座薬）か，途中でオキファスト®持続皮下注に切り替えて最後までいくか，これがベストという選択になる．もちろん痛みに呼吸困難や咳嗽が合併している患者の

場合は，最初は MS コンチン®20mg（レスキューはオプソ®）で開始して，経口不能となったら塩酸モルヒネ持続皮下注に切り替えるのがベストである．なお，増量は経口の時と同じで，漸増する．

　以下に，処方例を示す．

《オピオイド注射薬の処方例》

1）疼痛だけで，呼吸困難・咳嗽等がない場合➡オキファスト®注を選択

① 【原液法】オキファスト持続皮下注射もしくは持続静脈注射を最小1時間量0.05mL で投与できるポンプを用いて原液0.05mL/ 時で開始．

　　オキファスト注0.05mL/ 時＝1.2mL/ 日＝オキファスト注12mg/ 日＝内服モルヒネ換算24mg（オキファスト注は内服モルヒネの同量の2倍の換算．これは覚えておく）

　　疼痛時は1時間量を早送り，15 〜 30分以上あけて回数制限なし．

　　鎮痛不十分な場合は24時間ごとに0.05mL/ 時ずつ増量〈0.05➡0.10➡0.15➡0.20➡0.25mL/ 時…〉（オキファストの総量は12➡24➡36➡48➡60mg/ 日…と増量することになり，1日あたりの内服モルヒネ換算の増量分は24mg となる）．

② 【希釈液法】オキファスト持続静脈注射を最小1時間量0.5mL のポンプを用いて，下記のように希釈して0.5mL/ 時で開始．

　　オキファスト注（10mg/ 1mL）5 アンプル＋生理食塩水45mL，トータル50mL の希釈液を作成し（この希釈液中にオキファスト1mg/ 1mL），時間0.5mL で開始（＝12mL/ 日＝液中オキファスト12mg/ 日＝内服モルヒネ換算24mg）．

　　疼痛時は1時間量を早送り，15 〜 30分以上あけて回数制限なし．

　　鎮痛不十分な場合は24時間ごとに0.5mL/ 時ずつ増量〈0.5➡1.0➡1.5➡2.0➡2.5mL/ 時…〉（オキファストの総量は12➡24➡36➡48➡60mg/ 日…と増量することになり，1日あたりの内服モルヒネ換算の増量分は24mg となる）．

2）疼痛のほかに，呼吸困難・咳嗽等があり，かつ腎機能障害がない場合
　➡1％モルヒネ注を選択

③ 【原液法】1％モルヒネ持続皮下注射もしくは持続静脈注射を最小

1時間量0.05mL で投与できるポンプを用いて原液0.05mL/ 時で開始．

　　1 ％モルヒネ注0.05mL/ 時＝1.2mL/ 日＝モルヒネ注12mg/ 日＝内服モルヒネ換算24mg．

　　疼痛時は 1 時間量を早送り，15 ～ 30分以上あけて回数制限なし．

　　鎮痛不十分な場合は24時間ごとに0.05mL/ 時ずつ増量〈0.05→0.10→0.15→0.20→0.25mL/ 時…〉（モルヒネ注の総量は12→24→36→48→60mg/ 日…と増量することになり，1 日あたりの内服モルヒネ換算の増量分は24mg となる）．

④　【希釈液法】 1 ％モルヒネ注持続静脈注射を最小 1 時間量0.5mL のポンプを用いて，下記のように希釈して0.5mL/ 時で開始．

　　1 ％モルヒネ注（10mg/ 1 mL） 5 アンプル＋生理食塩水45mL，トータル50mL の希釈液を作成し（この希釈液中にモルヒネ 1 mg/ 1 mL），時間0.5mL で開始（＝12mL/ 日＝液中モルヒネ12mg/ 日＝内服モルヒネ換算24mg）．

　　疼痛時は 1 時間量を早送り，15 ～ 30分以上あけて回数制限なし．

　　鎮痛不十分な場合は，24時間ごとに0.5mL/ 時ずつ増量〈0.5→1.0→1.5→2.0→2.5mL/ 時…〉（液中モルヒネの総量は12→24→36→48→60mg/ 日…と増量することになり，1 日あたりの内服モルヒネ換算の増量分は24mg となる）．

3）フェンタニルを使用する場合，あるいは腎機能障害が高度な場合

　➡フェンタニル注を選択

⑤　【原液法】フェンタニル持続皮下注射もしくは持続静脈注射を最小 1 時間量0.05mL で投与できるポンプを用いて，原液0.20mL/ 時で開始．

　　フェンタニル注0.20mL/ 時＝4.8mL/ 日＝フェンタニル注0.24mg/ 日＝内服モルヒネ換算24mg．

　　疼痛時は 1 時間量を早送り，15 ～ 30分以上あけて回数制限なし．

　　鎮痛不十分な場合は，24時間ごとに0.20mL/ 時ずつ増量〈0.20→0.40→0.60→0.80mL/ 時…〉（フェンタニル注の総量は0.24→0.48→0.72→0.96mg/ 日…と増量することになり，1 日あたりの内服モルヒネ換算の増量分は24mg となる）．

⑥　【希釈液法】フェンタニル注持続静脈注射を最小 1 時間量0.5mL の

ポンプを用いて，下記のように希釈して，0.5mL/時で開始．

フェンタニル注（0.1mg/2mL）10アンプル＋生理食塩水30mL，トータル50mLの希釈液を作成し（この希釈液中にフェンタニル0.02mg/1mL），時間0.5mLで開始（＝12mL/日＝液中フェンタニル0.24mg/日＝内服モルヒネ換算24mg）．

疼痛時は1時間量を早送り，15～30分以上あけて回数制限なし．

鎮痛不十分な場合は，24時間ごとに0.5mL/時ずつ増量〈0.5→1.0→1.5→2.0mL/時…〉（液中フェンタニルの総量は0.24→0.48→0.72→0.96mg/日…と増量することになり，1日あたりの内服モルヒネ換算の増量分は24mgとなる）．

4）疼痛のほかに呼吸困難・咳嗽があり，軽度～中等度の腎機能障害もある場合

◎ナルベイン注〈1A＝2mg（1mL）〉使用。〈★20mg（2mL）と間違え注意！〉

⑦【原液希釈法】（★ナルベインは高濃度なので要希釈）

ナルベイン持続皮下注射もしくは持続静脈注射を最小1時間量0.05mLで投与できるポンプを用いて，ナルベイン5mL＋生理食塩水5mL（ナルベイン：生食＝1：1）のトータル10mL（ナルベイン10mg/10mL＝1mg/1mL）の溶液を作成し，同液を0.05mL/時で開始．

ナルベイン注射0.05mL/時＝1.2mL/日＝上記液中ナルベイン1.2mg/日＝内服モルヒネ換算30mg

（※ナルベイン注は，内服モルヒネの同量の25倍の換算．これは覚えておく）

疼痛時は1時間量を早送り，15分以上あけて回数制限なし．

鎮痛不十分な場合は24時間毎に0.05mL/時ずつ増量〈0.05→0.10→0.15→0.20→0.25mL/時…〉

（→ナルベインの総量は，1.2→2.4→3.6→4.8→6.0mg/日…と増量することになり，1日あたりの内服モルヒネ換算の増量分は30mgとなる）．

⑧【希釈液法】

ナルベイン持続静脈注射を最小1時間量0.5mLのポンプを用いて，

下記のように希釈して0.5mL/時で開始.

　　ナルベイン注2A（4mg/2mL）＋生食38mL

　　トータル40mLの希釈液を作成し（上記希釈液中にナルベイン4mg/40mL=0.1mg/1mL），時間0.5mLで開始（＝12mL/日＝液中ナルベイン1.2mg/日＝内服モルヒネ換算30mg）.

　　疼痛時は1時間量を早送りし，15分以上あけて回数制限なし.

　　鎮痛不十分な場合は，24時間毎に0.5mL/時ずつ増量〈0.5→1.0→1.5→2.0→2.5mL/時…〉

　　（→ナルベインの総量は1.2→2.4→3.6→4.8→6.0mg/日…と増量することになり，1日あたりの内服モルヒネ換算の増量分は30mgとなる）.

随伴して出す増量指示の例

● 12時間以上疼痛が持続してある場合

➡ベースアップ（24時間ごとに増量）.

　早送りの回数ではなく，あくまで24時間のうちに12時間以上疼痛を感じているか否かで判断する.

● レスキュー（早送り）の回数は多いが，疼痛の総自覚時間が合計12時間はない場合

➡ベースアップはしないで，レスキューを積極的に使用する.

● レスキュー（早送り）の効果が不十分ならば，レスキューの量のみ（定時投与量を増やさずに）別に調節する（定時量の増量法と同じ増量幅で増量する）.

副作用対策理論

　まず最初に確認するが，オピオイドは単独で投与することは稀である．ほぼ必ず副作用対策が必要である．これを知らない臨床家もまだいるので，注意が必要である．

　副作用には，投与量が少量でも投与開始すればたいてい出現するものと，鎮痛有効域以上のいわゆる過量な投与によって出現するものに大別される．

　後者の代表が眠気（注：ただし投与初期数日は，過量ではなくても眠気が出ることがあるので混同しないようにする．過量が原因ではない投与初期の眠気は耐性が形成されるので，数日で消失する）と，さらに過量投与した場合の呼吸抑制（注：呼吸回数の減少で判断する．呼吸回数が減少しても1回換気量が増加するので，低酸素血症にはめったにならない．ゆえに，低酸素血症＝オピオイドの呼吸抑制と安易には判断しない．呼吸回数を確認する）である．しかしこれらは，当然ながら過量に投与しなければ出現しないので，投与開始と同時の対策は必要ないし，これらの副作用が出現した場合の対策は，オピオイドの減量・中止である．

　さて前者の，投与開始と同時に出現する可能性がある眠気以外の副作用を2つ挙げる．

オピオイド投与開始と同時に出現の可能性がある副作用
「便秘」と「嘔気・嘔吐」

・便　秘…モルヒネやオキシコドンの投与でほぼ100％（！）出現するのが便秘．まず緩下剤が必須（酸化マグネシウムやマグミット®，モニラック®等）．多くの症例でラキソベロン®液併用が必要．患者の訴えの「下痢」の中に「便秘」が潜んでいるので要注意．オピオイドによる便秘に特化したスインプロイク®が使用可能となった．

・嘔気・嘔吐…頻度は報告により差異があるが，だいたい10〜40％．2週間ほどで耐性がつく．しかしひとたび出ると，つらく拒薬につながる．それゆえエビデンスの強さはないものの，予防のため中枢性制吐薬が併用される．中枢性制吐薬による対策下での頻度は低いと考えられる．

頻度を見てもらえばわかるが，これらは無視できない副作用である．

●便　秘

便秘は鎮痛域の1/100以下の濃度でも出現するとされ，ほぼ必発である．

　高度の宿便の側方を軟便が通過しており実際は便秘である（「奇異性下痢」とも呼ばれる）ものを，患者が「下痢です」と訴えることがあるので注意する．

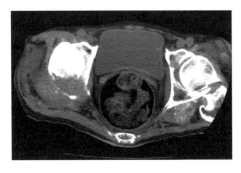

骨盤腔 CT
この患者の訴える症状は“下痢”であっ
たが，実際には大量の宿便が存在する「便
秘」であった．

　上の骨盤腔 CT は，高度の宿便により拡張した直腸が認められる．この患者
の訴えは「下痢」であったが，詳細を聴くと「ごく少量の軟らかい便が1日数
回出ている」との話であった．腹部 X 線や腹部 CT の検査で上の画像のように
大量の宿便が存在し，訴えが「少量頻回の軟便」である場合は実は「便秘」だ
と診断し，しっかり説明することが重要である．このような場合は高度の宿便
除去のため，下剤の使用だけでなく，摘便や浣腸などの経直腸的処置が必要と
なるだろう．

　ターミナル期，特にオピオイドの投与中は宿便がどんどん蓄積していること
も多く，石灰化した大量の硬便が認められることも決して稀ではない．

　「便が出ている」という申告を鵜呑みにして，オピオイド投与下にもかかわ
らず下剤を処方しなかったり，逆の対応（例えば止痢剤の投与）をしたりする
と，気がつけばものすごい便の貯留となっていることも稀ではなく，特にオピ
オイドの処方に慣れていない医療者はその点注意が必要である．高度な便秘は
腹痛や腹部膨満感の原因ともなり得る．

●嘔気・嘔吐

　嘔気・嘔吐の発生については個人差がある．全く出ない場合もあれば，レス
キューなどのオピオイド単回投与でも出現する可能性がある．実は嘔気・嘔吐
対策については無作為化比較試験が乏しく，したがって予防投与に強固な裏付
けはなく，EAPC（European Association for Palliative Care：欧州緩和ケア学
会）のガイドラインなど予防投与について言及されていないものがある．

　わが国では，専門家の合意として「制吐薬をいつでも使用できる状況にして」
おくことが，日本緩和医療学会のガイドラインで推奨されている．

　私の個人的意見では，2週間程度で嘔気・嘔吐に対する耐性が形成されると

いわれており，制吐薬併用下でオピオイドを投与し，2～3週間経過しても嘔気・嘔吐が出なければ，制吐薬を中止可能であることから，短期間のみ制吐薬を併用することを勧めている．嘔気・嘔吐が出現した際の自覚症状が強いから，という点もある．

　対策は，具体的には制吐薬を投与するが，ナウゼリン®のような末梢性制吐剤は効果が薄い．オピオイド由来の嘔気・嘔吐は化学受容体トリガーゾーン（chemoreceptor trigger zone：CTZ）を介してのものだからである．あるいはオピオイドは前庭器に作用して嘔気・嘔吐の原因となる場合もある．

　末梢性制吐薬は腸管などの末梢を中心に働くものであり，CTZや前庭器に強力に作用するものではないため，効果が不十分なことがある．ゆえに，制吐薬は中枢性制吐作用をもつオランザピン（耐糖能異常がない場合），ペロスピロンやリスペリドン（耐糖能異常がある場合）などを選択する．

　一般的には便秘や嘔気・嘔吐の頻度や強度は，フェンタニルよりもモルヒネやオキシコドンで上回る．しかし，フェンタニルにこれらの副作用がないわけではないので，注意が必要である．特にフェンタニル貼付剤でも便秘は起こりうるので，診察時は必ず便秘の有無を確認し，必要な対策をとることが重要である．特に高用量使用している際は注意が必要である．また，これらオピオイド薬の腸への影響を弱めることができるスインプロイク®が使用可能となっており，考慮されよう．

　以下に対策方法をまとめる．

●便秘の対策

便秘対策：オピオイド開始の場合は以下を始める

①マグミット®（酸化マグネシウム）　1g/日　分3　毎食後
②ラキソベロン®内用液　5滴　分1　就眠前
　　下記の使用法で調節する．
　　・便が出なかった場合→5滴増量する
　　・便が出た場合 かつ 通常便の場合→前夜と同じ量で継続
　　・便が出た場合 かつ 便がかなり軟らかくなった場合→5滴減量

・便が出た場合 かつ 明らかな下痢便となった場合→中止し，下痢便が止まったら元々投与していた量より5滴減量して再開

 1日便の回数が多かったからといって中止しない．
便の性状が重要．

③スインプロイク® 0.2mg 分1 朝

　注意点として，オピオイドは便を硬くし，かつ腸管の動きを悪くするので，下剤は緩下剤と大腸刺激性下剤の併用が必要となる場合も多いことである．

　なおオピオイド服用前から軟便や下痢がある場合は，患者は服用を希望されないことも多く，その場合は様子を見ざるを得ないことも多いが，そのうち便秘となってくる可能性が高いことは知っておいたほうがよい．また診察ごとに排便の状況を確認することが重要である．

　経験上も，オピオイド開始とともにピタッと下痢が治まり，あっという間に強固な便秘となることも多く，油断はしないほうがよいだろう．

　ラキソベロン®液は液体なので微調整が効く利点があり，大腸刺激性下剤の第一選択といえるだろう．

　前述の調節法に則って5滴程度ずつ調節するが，やはり便秘が解消すると患者が服用を嫌がることが多い．しかし，特にオピオイド使用中は，そこで完全にラキソベロン®液を中止すると間違いなくまた便秘となるので，便が出ていても量を調節して服薬は「毎日」継続したほうがよい．患者の状態をよく聴いて判断すべきである．人によっては30滴／日や40滴／日（で，うまくコントロールされている）になる場合もあることを説明し，患者や家族の不安の解消に努めることが重要である．

　スインプロイクは病態と合っているので，旧来の下剤と比べると高い薬価が許容されれば，選択肢に入る．

●嘔気・嘔吐の対策

　制吐剤は以前は，ノバミン®やセレネース®が使用されていたが，錐体外路症状の相対的な少なさや半減期の長さからのアドヒアランスの良さから，最近はいわゆる非定型抗精神病薬の中枢性制吐作用を利用することが中心となった．

　オランザピンが第一選択だが，糖尿病および糖尿病の既往のある患者では禁忌であり，そのような場合はペロスピロンやリスペリドンを選択する．就眠前

に使用すれば，副作用の眠気も許容できるだろうし，むしろ利点となる場合もあるだろう．

オピオイドの吐き気は早い段階で出現する可能性があるため，私の方法（経験的意見）では，モルヒネもしくはオキシコドンの最初の服用時は制吐薬もオピオイドと同時に内服するのを勧奨している．

嘔気・嘔吐対策：オピオイド開始時～開始後2週間位まで以下を使用する
① （耐糖能異常がない場合）
　　オランザピン　2.5mg　分1　就眠前

（耐糖能異常がある場合）
　　ペロスピロン　4mg　分1　就眠前　もしくは
　　リスペリドン　0.5mg　分1　就眠前
　　　ただしオピオイド開始時は同時に1錠（あるいは1包）服用

●その他の副作用の対策

以上のような対策が必要な副作用のほかにも，オピオイドは多種多様な副作用を起こす可能性はある．『緩和ケアマニュアル』（淀川キリスト教病院 編）でも，眠気（数日で耐性が出現し軽快）・せん妄（「ステップ7」で解説）・口腔乾燥（局所療法で対応）・発汗（経過観察）・かゆみ（経過観察か抗ヒスタミン剤投与）・排尿困難（経過観察）・ミオクローヌス（クロナゼパム投与）・ふらつき感（数日で軽快）などがある．使用後に出る副作用は，おおむね経過観察か，通例その症状に使用する薬剤で対応することになる．しかし，投与継続不能となる程度の重い副作用の頻度は，適量を使用している限り多くない．また耐性が形成されて症状が軽快することもしばしばある．

大多数の症例で，副作用を恐れてオピオイドを投与しないよりは，投与した場合のメリットのほうが大きいと考えられるため，躊躇なく投与すべきである．また利点が勝ることを患者や家族にきちんと伝えることも重要である．

オピオイドの耳寄り情報

オピオイドは処方しておしまいではない．むしろここからがスタートである．処方すると安心してしまって，増量の決断が遅れる臨床家も多い．躊躇せず，

MSコンチン®やオキシコドンは2日ごとに，デュロテップ®MTパッチやフェントス®テープは3日ごとに，持続性の痛みが緩和されるまで増量する．その際，前述したように，（投与初期および増量してすぐの数日を除いて）眠気が出る場合は過量が疑われるので，それ以上の増量は慎重にすべきだ．眠気と痛みが混在する場合は，後述する鎮痛補助薬の使用（「ステップ6」参照）や他の手段を考慮する．

　血中濃度と副作用の関係を**図4**に示す．

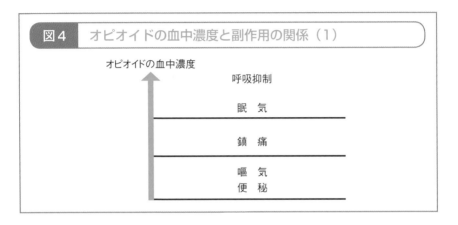

図4　オピオイドの血中濃度と副作用の関係（1）

　痛みがなく，眠気もない濃度がベストであり，一般的な話として，痛みがあって眠気がないのはオピオイドの量が少なすぎ，痛みがなく眠気があるのはオピオイドの量が多すぎである．この眠気が出るかどうかで，量がまだまだ少ないのか，多すぎるのかの判断も可能である．

　例えば，とても痛がっている患者に少量からオピオイドの定時投与を開始したところ，数日経過しても日中ずっと眠りこけてしまうようなら，鎮痛濃度以上に達しているということだし（開始後数日は眠気が出ることが多いため，数日は経過をみて，その後も眠気が持続する場合には減量を考えたほうがよい），逆に全然眠気が出ないのならば，それは鎮痛域にまだ達していないということだ．後者の場合は，定時投与量の増量が必要である．

　オプソ®5mgでもぐっすり眠ってしまう症例がある一方で，中には何千mgと使用していてもあまり眠気がない症例もある．個人差は大きいので，少量から使用開始して，その反応で量の多寡を判断し，適切な量に間断なく調節してゆくことが重要である．

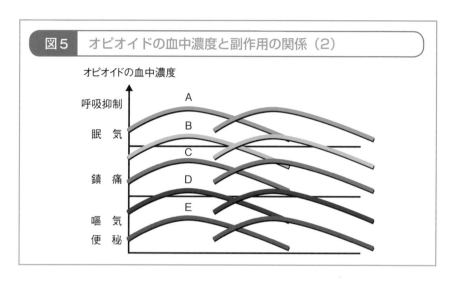

図5 オピオイドの血中濃度と副作用の関係（2）

図5においてCの濃度が適切であると考えられる．この濃度となるようにオピオイドの量を調節する．

横軸の掲載範囲をだいたい1日とすると，Bは24時間鎮痛は可能なるも，眠気のある時間もたびたびある．これが「痛みがなく眠気がある」状態で，オピオイドが若干過量である．そのため濃度がCとなるように減量するのが望ましい．

これがAとなってしまうと，眠気どころか呼吸抑制まで出現してくる．このような場合，（もちろん個人差があるが）このAの濃度のピークの頃には，呼吸回数1分間に数回（つまり呼吸抑制），縮瞳などが認められる可能性がある．このような呼吸抑制まで出現してくるような際には，オピオイドを大幅に減量，あるいはいったん中止するべきだ．そしてCの濃度になるように再び調節してゆく．

逆にEの場合は，典型的な「痛みがあって眠気がない」状態であり，オピオイドの量が不足している．それにもかかわらず低濃度でも惹起される副作用，つまり便秘や嘔気は起こりうることに注意してもらいたい．このような濃度で投与継続しても，全く意味はないし，副作用が起こるだけ損である．オピオイドを出してしまって満足してしまう医療者の患者に，このEの事例が散見されるので注意を要する．オピオイドは「調節が必要」なものであり，少量投与するだけで痛みがすーっと完全に消失するような魔法の薬剤ではない．往々にし

て「モルヒネやオキシコドンが効かない！」と訴えている医療者の処方に，Ｅの事例があるために，「痛みがあって眠気がない」状態ではないか，今一度患者に尋ねてみてほしい．持続性の「痛みがあって眠気がない」のならば，オピオイドをもっと増量しなければならない．

　Ｄの場合も，オピオイドの量はまだ足りない．しかし，「痛みが取れる時間がある」，そう患者は言うはずだ．だったら，もう少し増量するべきである．そしてうまくＣの濃度に達すれば，患者は24時間鎮痛されることになる．

　非常に簡略化した模式図ではあったが，痛みと眠気とオピオイドの調節の関係がだいたいご理解いただけたであろうか．

　なお，Ｂのように量が多くて減量する場合は，前述した増量法と逆に減量する．例えばモルヒネやオキシコドンの場合は，180mg/ 日→150→120→90→60→40→30→20→10→0のような感じに，である．数日ごとに減量する．

　しかしＡの場合のように，傾眠のほかに，呼吸回数が少なく（呼吸抑制），縮瞳がみられるような場合は明らかな過量である．このようなときは多くの場合，速やかに中止するべきだが，モルヒネやオキシコドンの場合，内服モルヒネ換算60mg/ 日×2週間程度の投与を一つの目安（この目安は諸説ある．当然それより少ない量・少ない期間でも起こり得る）として，それ以上の投与履歴がある場合は「退薬症状」（「中断症候群」）をきたすことがあるので注意を要する．

　退薬症状としては発汗，あくび，頻脈などが初期に出現する．退薬症状の出現が予想される場合は，オプソ®5 mg やオキノーム®2.5mg の頓服を準備しておくのが無難とは思われる．退薬症状出現時は速やかにそれらの投与を行う．

　退薬症状の出現は，オピオイド量を急にゼロとするのを避けることで予防する．なお同症状は数日から1週間程度で消失する．

　また，オピオイドを原則どおりに使用していれば，オピオイド拮抗薬のナロキソンが必要になる症例は，まずない．私も今まで二千例以上オピオイドを投与しているが，一度も経験がない．

　また先ほどの例から外れる，痛みもあるのに眠気もある場合は，オピオイドだけで鎮痛するのが難しい事例である．この場合は，後述するように鎮痛補助薬を使用したり（「ステップ6」参照），神経ブロックや放射線治療など，他の鎮痛策がないかを検討するべきである．

■オピオイド投与の5つの原則

さて，オピオイドの投与にはいくつか原則があり，それらはWHO方式がんの疼痛治療法に示されている．次の表「オピオイド使いが最低限知っておくべきこと」を見てほしい．

オピオイド使いが最低限知っておくべきこと

〈痛み治療の5原則〉……オピオイド使いの5箇条

1 「経口的に（by mouth）」
　モルヒネをはじめとする鎮痛薬は，経口投与とすることが最も望ましい．
2 「時刻を決めて規則正しく投与（by the clock）」
　痛みが持続性であるときには，時刻を決めて規則正しく投与する．頓用方式の投与を行ってはならない．
3 「除痛ラダーにそって効力の順に（by the ladder）」
　鎮痛薬を除痛ラダーにしたがって順次選択していく．
4 「患者ごとの個別的な量で（for the individual）」
　鎮痛薬の適切な投与量とは，治療対象となった痛みが消える量である．その量は患者ごとに異なり，経口モルヒネについてみると，4時間ごとの反復投与※における1回量が5mgから1,000mg以上にわたる．
5 「そのうえで細かい配慮を（attention to detail）」
　患者にとって最良の鎮痛が得られ，副作用が最小となるように治療を進めるには，治療による患者の痛みの変化を監視し続けていくことが大切である．

※現在では「4時間ごと」と決まっておらず，患者個々に応じて使う薬によって様々である．

（がんの痛みからの解放 - WHO方式がん疼痛治療法 - 第2版．
世界保健機関 編，武田文和 訳，金原出版，p41 より）

●原則1：経口的に

一つ目の原則は，オピオイドは経口投与が第一選択であるということだ．もちろん経口投与が最も簡便であるという理由のほかに，経口の場合は注射より，オピオイドの血中濃度の推移がマイルドであることも挙げられるだろう．

なお，オプソ®などの内服速放性製剤を選べば，経口投与でも10分程度から効果を示すことがあり，これは相当早い．モルヒネ注の静脈注射はより迅速に効くが，麻薬注射薬の処方の煩雑さや扱いの不慣れにより，その処方から薬剤のセット，ルートの作成などを含めると簡単に10分以上が経ってしまい，オプソ®を飲ませればよかったという笑えない笑い話があるくらいである．迷わず

オプソ®を取りに走れば，注射薬を一から処方するより患者の痛みを取るのにかかる総時間が短い可能性は十二分にある．

またオピオイドの投与時にしてはならないこととして，例えばオピオイドの筋肉注射やワンショットの静脈注射が挙げられるが，これらは急峻にオピオイドの血中濃度が立ち上がるため，一気に呼吸抑制の濃度まで到達してしまう可能性があることと，また濃度が低下するのも急激なため（このような投与法下においては）依存性をきたしやすくなる可能性があることなどから，推奨されない．これらの使用法は回避すべきである．

もっとも，疼痛のある患者への，モルヒネの持続静脈注射もしくは持続皮下注射の開始時の早送り（それまでオピオイドの投与がない場合は，原則2mg/回程度が入るように早送りをする．つまりオプソ®5mg1包を服用するのとだいたい同じ量である）は許容されるが，その場合，早送りも原液0.2mL（＝2mg）程度とすべきである．つまりこれは（1アンプル=10mg/1mL製剤の）1/5アンプル程度であり，1/2アンプルもしくは1アンプルの単回静脈注射などからは量的にずっと少ないことが理解されるであろう．1アンプル10mgの単回静脈注射は，要するに経口モルヒネ換算20〜30mg，つまり本来1日かけて与薬する初期開始量を一気に血管内に入れるような行為である．

さて，以上のようにオピオイドの投与はまず経口，無理なら坐薬あたりから開始し，内服困難であれば，持続静脈注射もしくは独立ルートからの持続皮下注射の方法によるべきであろうと思われる．

また余談であるが，なぜか一般の頓用処方にも坐薬が選択されている場合がある．例えば発熱時にロキソニン®が飲めるのに，ボルタレン®の坐薬を選択するなどである（坐薬だからといってNSAIDsの消化器系副作用は軽減されないので，坐薬にする意味はそれほどない）．内服できるような場合は，挿入するのに手間がかかる坐薬を選択する意義は薄い．できることなら経口投与を坐薬より優先させるべきである．

●原則2：時刻を決めて規則正しく投与

二つ目の原則は，オピオイドは定時投与が原則であるということである．

麻薬と聞くと，できるだけ使用を控えたい患者さんやご家族も少なくないため，定時投与への移行段階として，まず頓用処方を行うことがある．折衷案的に，である．そこで期待以上の効果があると，定時投与への移行がスムーズに

いくというメリットもある.

　しかしながら，痛みは「また出るだろうか」という悪循環に陥ってしまうと，痛みの閾値も下がると思われ，身体的のみならず精神的にもよろしくない. またベース薬である程度の濃度に上げないと単回の使用では鎮痛域に到達しない場合もある. それなので，オピオイドは基本的に定時投与を行う. WHO がそう推奨していることを患者や家族に説明するのも有効である.

　製剤の選択についてであるが，1日1回投与で済む製剤は，当然アドヒアランスが良いので，推奨される.

　1日2回の製剤も基本的にアドヒアランスは良いだろう. 一般に（一部の製剤を除いて），食事とオピオイドの薬効は大きく相関しないので，きちんと12時間ごとに服用するように指示する. ただし，MS コンチン®は代謝に個人差があって，8時間程度で効果が失せてしまう患者もいるので注意が必要だ. そのような場合は1日3回投与にする.

　1日3回投与は，例えばオキシコドンを10mg から15mg へと増量した場合など1日量を2で割れない場合に選択し得る用法である. しかし，1日3回ともなると，きっちり8時間ごとにすると睡眠時間を妨げる可能性も出てくる. そのような場合は，例えばホスピス・緩和ケア病棟では8時・14時・21時など微妙にずらして投与することがあるが，それで大きな効果の差異が生じることは少ない.

　内服薬の定時投与の場合は，この1日2回から3回程度までが好ましい投与法であろう. 胃ろうの患者で，徐放性かつ細粒であるモルペス®細粒（良い薬剤である）が病院採用になっていない場合などは，オプソ®を1日4回から6回程度胃ろうから注入していくしかないような場合もある. そもそも MS コンチン®などの徐放性製剤がない頃は，そのように多数回投与が通常であったらしい. とはいえ，時代は進歩し，有り難いことに長い時間効く薬剤が出てきているので，できるだけ投与回数が少ないように製剤を選択し，アドヒアランスを向上させるのが重要であろう.

　貼付剤のフェントス®テープやデュロッテップ®MT パッチも時間きっちりに貼らないと気が済まないという患者さんやご家族もいるが，基本的に徐放性のオピオイドは，どれも前後1，2時間程度のずれはそれほど神経質にならなくてもよいと思われる.

　とはいえもちろん，医療者としてはきちんと時間を決めて飲むように（ある

いは貼るように）指導する．勝手に止めて離脱症状を出さないためにも，服薬指導は重要である．

　また，眠気が出ずに痛みだけ治まった場合は，「適量」と考えられるので，痛みがなくなったからといって勝手にオピオイドを中止しないように，きちんと指導しておく．痛みが消えると勝手に中止してしまい，再度痛みが出現する…これを繰り返すと，先ほど書いたように精神的によくない．痛みの閾値も下がるだろう．だから，オピオイドは定時投与で開始し，定時投与で継続すべきである．

●原則３：除痛ラダーにそって，効力の順に

　三つ目の原則はすでに述べたので，多言を要しない．ラダーを一つの参考にして薬剤を投与する．また推奨されていない薬剤，例えばソセゴン®やペンタジン®などをがん性疼痛に使用するのは避けるべきだ．

　ソセゴン®等は，効力に比して依存の形成が強い．緩和ケア病棟勤務時にソセゴン依存（他院でがん疼痛治療のためソセゴン®が使われて，そうなってしまった）患者を何度か診る機会があった．推奨されていない薬剤は避けるべきだ．むろん，がん疼痛の患者に，１日数回のソセゴン®やペンタジン®の筋注などを行うのは，禁忌に等しい行為である．緩和ケア教育の普及で，最近このような事例をほとんど見ないのは進歩も感じる．

●原則４：患者ごとの個別的な量で

　四つ目の原則は，オピオイドは患者によって必要な量がかなり違うことを理解することである．

　現在は鎮痛補助薬があるため，それら鎮痛補助薬をどの時点から開始するかは諸説あるが，一つの目安として内服モルヒネ換算120mg/日以上（つまりオキシコドンなら80mg/日であり，デュロテップ®ＭＴパッチなら8.4mg/３日，フェントス®テープなら４mg/日）のオピオイドを投与しても痛みが取りきれない場合は，難治性疼痛を考慮し，鎮痛補助薬を開始したほうがよいとされる．

　あるいは，痛みが残存しているもののオピオイド増量で疼痛に改善傾向があり眠気も出ない場合は，まずオピオイドの増量でよいだろうが，オピオイドの増量にても眠気ばかり増えて鎮痛効果があまり変わらない場合は，鎮痛補助薬を考えるか，オピオイドのスイッチング（変更）を考慮するか，他の治療法（神

経ブロックや放射線治療）の併用を検討することになる.

　最近の私の経験では，単なる量を目安にせず，後者の「オピオイドを増やしても効果が出ずに眠気ばかり増える場合」に，オピオイドの増量ではない手段を選択することが多い.

　オピオイド以外の鎮痛法もうまく組み合わせるようになってきているため，以前と比較して，極度に大量のオピオイドが投与されるという機会は減ってきている．しかし，以前は数千mgにも及ぶモルヒネ投与も，場合によっては行われていたとのことだ．なお数千mg投与しても，「それに値する痛みがあるのならば」投与しても大丈夫なのである．しかし，それだけ投与すれば便秘や眠気もそれなりになり得る．他の方法があるならばオピオイド単独に固執せず，やはりそれらをうまく組み合わせて緩和すべきだろう.

　妥当な増量法によるオピオイド使用は，たとえ投与量が多くなったとしても，必要以上に心配する必要はない.

　慢性の炎症性の痛みがある場合，オピオイドκ受容体を介する経路が活性化しており，そのため精神依存や身体依存が起こりにくいとされる〔したがってオピオイドを中止しても退薬症状（身体依存から発生）をきたさない例が多いことは，ここからも説明される〕.

　もちろん，そのオピオイド量に値する痛みがある場合は，一見大量にみえるオピオイドを投与しても，眠気や呼吸抑制を出すことはない.

　このことはよく覚えておくべきだ．つまり個々人によって，適切なオピオイド量は全く異なるということである．したがって，少量から始めて適量まで上げる投与法を採る.

　一方で，主観的に痛みが激烈だからといって，必ずしも中等量以上のオピオイドが必要とは限らないため，原則的にオピオイドは先述のとおり内服モルヒネ換算20mg/日程度から開始して，漸増させていくべきである.

　患者の訴えで痛みの程度を判断して，最初から多い量を投与すると，結果として大きく過量となってしまうことがあるから，訴えを鵜呑みにしてはいけない．まず少ない量から開始して様子を見る必要がある.

　だから（今まで全くオピオイドを使っていないので，どれくらいが適量か不明な人は特に），「この人は痛そうだから60mg，この人は激しく痛がり泣き叫んでいるから120mg」のような投与開始量は間違いである.

　オピオイドの量の設定を慎重にせずに，患者の訴えの強弱・大小のみで設定

すると，その量がその患者の鎮痛に必要な量よりはるかに過量となってしまい，要注意なのだ．

　なお，先ほどの「痛み治療の５原則」の表（p.54）は，徐放性製剤がなかった頃の話なので，「４時間ごとの反復投与における１回量が」となっているが，現在は４時間ごとに投与する必要がない．８時間あるいは12時間，24時間，デュロテップ®MTパッチなら72時間ごとの反復投与量は患者によって大きく異なる，そういうことだ．

●原則５：そのうえで細かい配慮を

　五番目の原則として，オピオイドを出したら出しっぱなしで放置しないことである．適切な増量は必ず行う．また副作用が出現した場合は的確な処置が大切である．例えば，ホスピス・緩和ケア病棟で最も多いせん妄（混乱）の原因は，オピオイドであるという報告すらある．処方したオピオイドで患者のせん妄が誘発・増悪される場合もあるので，オピオイドに関しては，それ自身が患者に何らかの負の影響を出していないか，よくよく観察する必要がある．オピオイド由来のせん妄が考えられるような場合は，躊躇せず減量・中止するべきだ（ただし，退薬症状には注意）．あるいはオピオイドスイッチングでもよい．通常はモルヒネあるいはオキシコドン→フェンタニルと，副作用が軽微な方向へ変更することとなるだろう．

　私が経験したエピソード．
　訪問診療に行って，説明のうえ，初めて医療用麻薬を処方する．
　「それではオキシコドンというお薬を始めましょう」
…と処方箋を書こうとすると，
　「先生，実は私，持っているんです」
と苦笑しながら患者さんが出してきたのは，大量のオピオイドの山，山．モルヒネ，オキシコドン，デュロテップ®全部持っていたりする．モルヒネは嫌だから…と飲んでいるふりをしていたが，「飲んだけれどもあまり効かないです」と嘘をついたために，どんどん新しいオピオイドを処方されていったらしい．
　こういうことも決して稀ではない．前のお医者さんで出されていた麻薬の残りの数が合わないことなども，日常茶飯事である．つまり指示どおりに飲んでいなかったということだ．

薬剤のアドヒアランスは，医者が考えているほど良好ではない.

「by the clock だ，原則定時処方だ」といくら強く言っても，患者さんが協力してくれなければ始まらない. 時には頓用で始めて，患者さん自身に効きを実感してもらったほうがスムーズに定時投与にもっていける場合もある. 説明は尽くしたうえで，相手の反応や理解度に合わせて方針を調節するのも，必要なことである. 絶対的に 5 原則に従わねばならないということは，もちろんないのである. 安保先生の「裏返し 5 原則」も参照していただき，臨機応変に対応するのが最良であろう.

参考　安保博文先生の WHO 5 原則の裏返し 5 原則

① by mouth にこだわらない

　薬を内服することが苦痛になれば（嚥下できなくなればではなく），早めに注射（オピオイドの持続皮下注，ロピオン®の静注など）に切り替える.

② by the clock にこだわらない

　内服時間にこだわりすぎると生活に支障をきたす. 体調がひどく悪いのに同じペースの定期投与をつづけると生命に危機を及ぼす.

③ by the ladder にこだわらない

　モルヒネより NSAIDs の方がよく効く痛みがある.

④ individual の変化に注意

　同じ患者でも時期と体調や**誰が関わるか**（強調筆者）によって鎮痛剤の必要な量と副作用は異なる.

⑤ God is in the details

　細かな点にこそ生活の喜びや苦しみがある. 鎮痛療法の中で detail のことが生活のなかでは重要なことだったりする. 生活と医療のレベル差の問題を意識すること.

（安保博文先生：六甲病院緩和ケア内科）

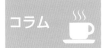

貼りすぎに注意
～過ぎたるは及ばざるがごとし～

　デュロテップ®MTパッチはすごい発明であった．3日に1回貼るだけ，しかも内服ではないので，患者さんやご家族の心理的抵抗も少ないようだ．

　しかしこのお手軽感もあってか，過量の例が少なくない．他のオピオイドよりも副作用が少ないので，大量に投与しても一見問題なく見える症例が少なくないためでもあろう．

　私には忘れられない症例がある．ずいぶん昔の話だが，50歳代の肺がんの女性で，有名病院の前医では「精神疾患」と診断され，ターミナル期であるとのことで，ホスピスに入院してきた．

　数ヵ月前からのようなのだが，つじつまの合わないことを言い出し，器質的な病変が見出し得なかったため，「精神疾患」と診断されたのだという．

　全身の衰弱も進み，誤嚥性肺炎を起こし，日単位と思われるような状態となってしまった．傾眠で，時折起きても，相変わらずつじつまの合わないことを言うだけだった．

　その段階になって，疼痛もなかったため，前医より貼っていた旧デュロテップ2.5mgの半面貼付（今のデュロテップ®MTパッチ2.1mg相当）をはがした．

　すると何たることか，翌日から彼女は全く普通の受け答えができる，ごく普通の精神状態に戻ったのである！　低活動型のせん妄だったのだろう．

　少量（と思い込んでいた）デュロテップ，内服モルヒネ30mg/日相当量で，患者は精神疾患と診断され，本来できるはずであった普通に話したり考えたりする機会を奪われてしまっていたのだ．

　一方で，少なくない量のデュロテップ®MTパッチを3〜5枚貼っている患者さんを診たことが昔はしばしばあった．傾眠だったり，幻覚が見えたり，せん妄が出ていたりと，それによる弊害が生じている事例もあった．これらの精神症状がオピオイドからきていないか，それを十分検討しなければいけない．

　緩和医療の専門家が関わり，患者さんのオピオイド量を適切に減量するだけで，ちゃんと受け答えができるようになった，変なことを言わなくなった，幻覚が見えなくなったと喜ばれることも少なくない．

　たまに経口摂取ができなくなって，内服薬をすべて中止したところ，明らかに状態が改善するような例さえもある．高齢者の場合，元々高血圧や高脂血症，心臓関係の薬剤を多種類服用している場合もあり，それに症状緩和の薬剤が加わって，1人で15種類や20種類の薬剤を服用していた例すらある．

　不要な薬剤は極限まで減らす努力，この努力が大切だと思われる．

ステップ**4**

ちゃんとレスキューを
設定しよう！

ちゃんとレスキューを設定しよう！

 持続痛が中心のパターンと突出痛が中心のパターンでの推奨対策法が明確に分けられた.

 レスキュー量が内服1/6, 注射1/24から進化した.

　この項は, 最初は計算が少ないので安心してください. 長い前項を, 大変お疲れ様でした.

●レスキューとは？

　さて, 皆さんはレスキューを知っているだろうか.

　レスキューの設定・処方は, オピオイドの投与開始時から必要である.

　巷でのオピオイドの処方を見ていると, フェントス®テープを出している, あるいはオキシコドンを出している, しかし「それだけしか出していない」というケースが散見される. 以前よりはだいぶ減った. しかしまだある.

　もちろん副作用対策の下剤や制吐剤は必要である. それ以外に必要な薬剤があるのだ. つまりオピオイドを出して, 副作用対策の処方をしたのみでは, 画竜点睛を欠いている. オピオイド治療の, 片輪を欠いていると言ってもよいだろう. オピオイドを出した時, 同時に処方されるべきなのが, 副作用対策の薬剤（下剤と制吐剤）とレスキューなのである.

　説明してゆこう.

　痛みは均一なものではない.

　もちろん時間によっての変動はあるだろうし, 「突出痛」の頻度がその痛みを特徴的なものにする.

例えば次の**図6**を見てもらいたい.

痛みにはaのような痛みもあれば，bのような痛みもある.

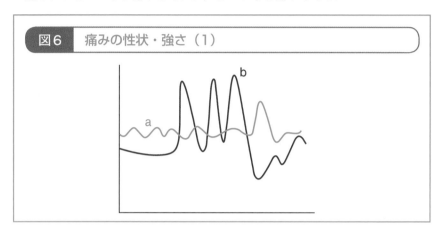

図6　痛みの性状・強さ（1）

　このうち突出痛とは，通常の痛みから急に突出して増悪する痛みのことを呼ぶ（**図7**）．定義では「持続痛の有無や程度，鎮痛薬治療の有無にかかわらず発生する一過性の痛みの増強」とされる．英語では「breakthrough pain」と呼ぶ.

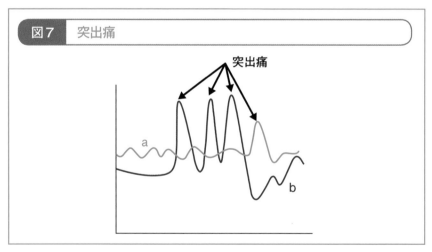

図7　突出痛

　図7では，aは突出痛が1回，bは3回認められる.

　aの突出痛がない場合の痛み（ベースの痛み）はbより強いが，突出痛の痛みの程度や回数はbより少ない．一方，bはベースの痛みはaほどではないが，

ひとたび突出痛が出現すると結構きついであろう．実際，痛みが増悪している時間は a より長い．何と言っても突出痛が3回もあるからだ．

このように a と b の痛みの日内変動を比較すると，その差異がはっきりする．それでは，**図8**のような痛みの特徴はどうだろうか．

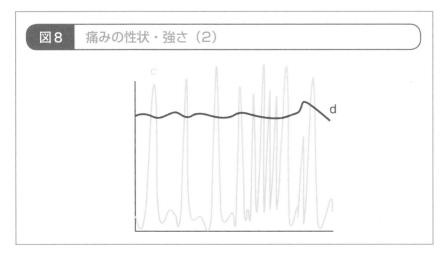

図8　痛みの性状・強さ（2）

c の痛みの特徴は，突出痛の多さである．このグラフの横軸をちょうど1日とすると，c の場合は1日に11回も突出痛があることになる．

一方，突出痛がない時は，痛みは非常に軽い．

このような痛みは，神経障害性疼痛の電撃痛や骨転移の体動時痛などの場合に多い．発作的にものすごい痛みが走るものの，しばらくすると嘘のように収まってしまう．しかし，それが何度も何度も繰り返されるために，患者にとっては恐ろしいものである．

それに対して d の場合はどうだろうか．

こちらは結構な痛みが1日ずっと，ほぼ同じレベルで持続するものだ．これは突出痛と呼べるものは，強いて言えば1回あるかないかである．突出する痛みはほぼないと言ってしまっても差し支えないだろう．

d は，内臓痛の場合等に起こる，ほぼ一定の強さで持続する痛みである．

さて，まず a や b のような場合，どのように治療すればよいだろうか．

例えば，

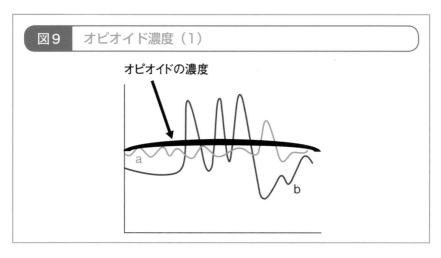

図9　オピオイド濃度（1）

このような（程度に鎮痛が可能な）オピオイドの濃度になるように量を調節していったとする（**図9**）．すると，患者さんは痛みがない時間がそれなりに確保されるものの，aの場合は1日1回，bの場合は1日3回ほど痛みを感じる時間が出てしまう．

だったら，**図10**のようにするとどうなるであろうか．

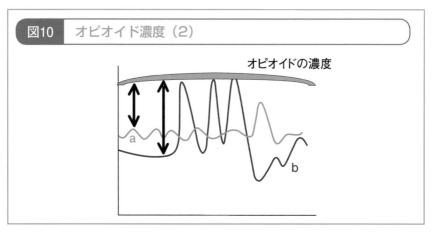

これだと痛みはなくなるだろうが，何が予想されるだろうか？

突出痛がある時点としては適切な濃度なのだが，図中の双方向の矢印に示したように，突出痛がなく痛みが少ない時は痛みの強さに比較して，オピオイドの量が多すぎる，つまり過量なのである．特にbの非突出痛時にその傾向は顕

著である．

　するとどうなるか，そう，眠気が出てしまうのである．ここまでオピオイドの濃度を上げた場合，確かに痛みは完全に取れるが多くの時間，患者は寝てしまうだろう．

　だから，オピオイドの量は突出痛に合わせることなく，基本の痛みの量に設定して，突出痛の場合に，それを補うように「レスキュー」という即効的に効くオピオイドを投与して濃度をかさ上げする．つまり**図11**のようになる．

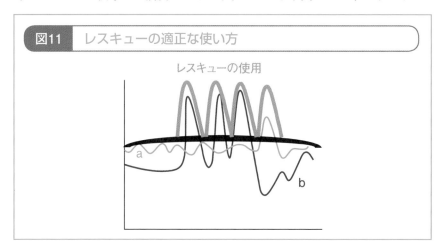

図11　レスキューの適正な使い方

レスキューの使用

a

b

　このように元々投与している徐放性（長時間作用型）オピオイドに，速放性（短時間作用型）のオピオイドを足してあげる（レスキューを使用する）ことで，完全な除痛を可能にするのである．

　現実的には，ほとんどの症例で突出痛が認められるために，レスキューの設定は必要不可欠である．そして持続痛が適切に緩和されても，７割の患者に突出痛が残存するとされている．したがって，オピオイドを処方する時は，必ずレスキュー用の薬剤を十分量，頓用処方として事前に処方しておかねばならない．そしてまた，持続痛が適切に緩和されても，７割の患者に突出痛が残存するため，「レスキューを使用することがなくなるほど，定時投与量を増量し続ける」「レスキューをなるべく使用しないように，定時処方量を増量するのが常に正しい鎮痛治療である」というのは間違いであり，的確なオピオイドの定時投与量（ベース量）を設定しても多くの場合，突出痛は残存するので，「レスキューを適切に服用することが重要である」という周知（患者，家族はもと

より医療者間にも）が重要である．

　なお余談であるが，

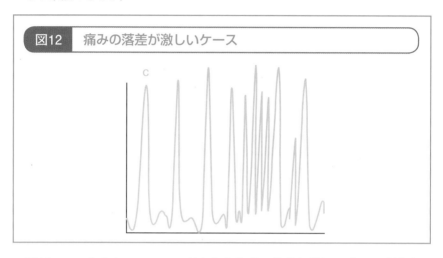

図12　痛みの落差が激しいケース

　図12の c のような，ベースの痛みと突出痛の落差が激しい時が一番治療に難渋する．

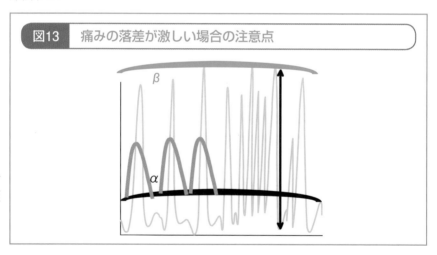

図13　痛みの落差が激しい場合の注意点

　例えば，ベースのオピオイドの濃度を α として，レスキューを頻繁に使う場合．突出痛の痛みが強いため，レスキューを使っても鎮痛可能なレベルにまでオピオイドの濃度が到達しない（**図13**）．しかも，頻繁にレスキューを使用する必要がある．にもかかわらず，患者の痛みは取れない．

それでは，βの濃度にするとどうだろうか？

痛みからは解放されるが，突出痛がない時間にはかなりの過量投与となる．図中の双方向の矢印の部分を見てほしい．この差はかなり大きい．これでは眠気等の副作用の出現は必発である．

先ほど，このような落差の激しい突出痛は，神経障害性疼痛や骨転移痛の体動時にしばしば認められると記した．

オピオイドは量が少なければ痛みは取れず眠気も出ない，量が多ければ痛みは取れるが眠気が出る，適量だと痛みは取れて眠気も出ない．「ステップ3」に記した次の**図5**（p.52）のとおりである．

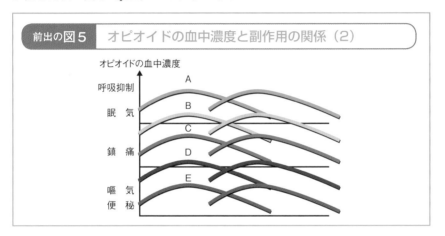

前出の図5　オピオイドの血中濃度と副作用の関係（2）

しかし，難治性疼痛の場合は，痛みと眠気が併存してしまうことが多い．そういう時は，鎮痛補助薬を考えると先に記したが，それは以下のような理由になる．

図14を参照してほしい．

そう，往々にして，このように突出痛とベースの痛みの落差が激しい場合は，γに示したような濃度に，定時オピオイドを調節するしかないことがある．

これだと双方向の矢印に示すように，過量の部分がままあるために眠気も出やすいが，一方で痛みが取れるかというと，そうではない．

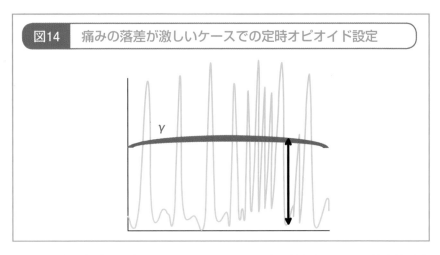

図14　痛みの落差が激しいケースでの定時オピオイド設定

　このような場合はどうしたらよいのか．その時に考慮するのが，鎮痛補助薬の併用であり，神経ブロックや放射線治療の併用である．

　鎮痛補助薬やそれらの方法を使用し，

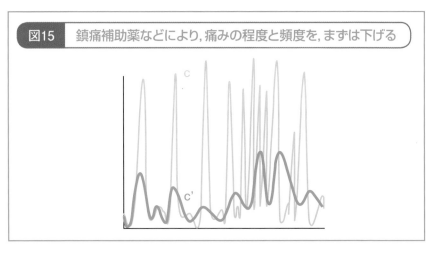

図15　鎮痛補助薬などにより，痛みの程度と頻度を，まずは下げる

　上の図15のように，まずcの疼痛の突出痛の頻度と強度を抑えて，c'のような曲線にさせる．突出痛の頻度が減り，突出痛の強度も抑えられていることに注目していただきたい．鎮痛補助薬の使用等により，痛みをcからc'に変えてしまうのだ．そして，そのうえで徐放性のオピオイドと速放性のレスキューを使用する．すると，図16のようになる．

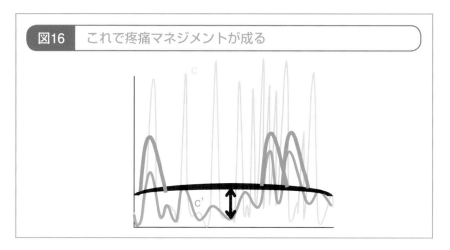

図16　これで疼痛マネジメントが成る

　こうすれば，オピオイドのベース投与とレスキューで完全に痛みを抑え，かつベースの濃度が過量となっていない（双方向の矢印の差が少ない）ため，眠気が生じることもない．

　したがって，元々のcのような特性の疼痛の場合に，オピオイド単独で粘らないことは重要である．痛みの程度・頻度を変化させなければ，なかなかこれを取り除くのは難しいであろう．cをc'へと，痛みの程度・頻度を変化させる可能性があるのが，オピオイド以外の鎮痛薬の併用，鎮痛補助薬や神経ブロック，放射線治療である．

●レスキューの選び方と投与量

　さて話を元に戻して，レスキューの話である．このレスキューに何を選び，量をどのように設定すればよいかである．当然だが，レスキューは速く効かなければいけないため，即効性が求められる．そのため，たまにオキシコドンが「疼痛時に服用」などとして「頓用」で処方されているのは，間違っている投与法である．

　まずは各製剤の最高血中濃度到達時間と定時投与間隔を知る必要がある〈なお，以下に示す時間は日本緩和医療学会 編の『がん疼痛の薬物療法に関するガイドライン 2014年版』に準拠した〉．

最高血中濃度到達時間

●速放性製剤
　①オプソ®や塩酸モルヒネ錠，ナルラピド®……30分～1時間
　②オキノーム®散……1時間半～2時間
　③アンペック®坐薬……1～2時間
　④フェンタニル口腔粘膜吸収剤……30分～1時間
　※オプソ®や塩酸モルヒネ錠，オキノーム®散は1時間経って効果不十分なら追加できる．フェンタニル口腔粘膜吸収剤は，30分以上あけて1回のみ追加可能*．アンペック®坐薬は，2時間以上あけての使用となる．
　　*使用法がオプソ®やオキノーム®と異なるので，詳細は添付文書の確認が必要．

●徐放性製剤
　⑤MSコンチン®……約3時間
　⑥カディアン®，ピーガード®……約6～7時間
　⑦オキシコドン……約4時間
　⑧ナルサス®……約3.25～5時間
　⑨デュロテップ®MTパッチ……30～36時間
　⑩フェントス®テープ……約20時間

●注射薬
　⑪モルヒネ注……静脈内30分以内
　⑫オキファスト®注……単回静脈投与約5分
　⑬フェンタニル注……即座
　※ただし注射薬の持続投与（持続静注・持続皮下注）の血中濃度が安定するのは，8～12時間とされているため，効果判定は同時間経過したのちに行う．

　ここに記した時間が，最高血中濃度到達時間である．最高血中濃度到達時間は，効果判定時間の一つの目安ともいえる．なぜなら，この時間帯が最も鎮痛効果が高い時間と考えられるので，この時間に疼痛がないなら「効いている」，疼痛が減っているがまだ存在して眠気が少ないのならば「効いているが，もう少し濃度を増やしたほうが望ましい．レスキューならば，もう一度同じ量を追加可能」，全く効果がないのならば「レスキューの場合は，同量を追加可能だが，量不足の可能性やオピオイドが効かない可能性も考慮する→量調節や他薬の使用を考慮」という方針になるだろう．

　したがって，これらの効果判定時間は忘れず，その時間に痛みの評価を行うべきである．その情報を基に，次の方針を考えるのである．

　また，各製剤の定時投与間隔は次のとおりである．

各製剤の定時投与間隔

●速放性製剤（注：下の数字は定時投与の場合の投与間隔であり，レスキューとして
　使用する場合の投与間隔ではない）
　①オプソ®や塩酸モルヒネ錠……４時間ごと
　②オキノーム®散……６時間ごと
　③アンペック®坐薬……６〜12時間ごと
　④フェンタニル口腔粘膜吸収剤……×定時投与用ではない
　※速放性製剤は現在ほとんどの場合に定時使用には用いない（例外は，例えば内服
　　困難例の胃ろうからの投与の場合など）．もし定時投与で行う場合は上記の投与間
　　隔で行う．

●徐放性製剤
　⑤ＭＳコンチン®……12時間ごと（あるいは８時間ごと）
　⑥カディアン®，ピーガード®……24時間ごと
　⑦オキシコドン……12時間ごと
　⑧ナルサス®……24時間ごと
　⑨デュロテップ®ＭＴパッチ……72時間ごと
　⑩フェントス®テープ……24時間ごと

●注射薬
　モルヒネ注，オキファスト®注，フェンタニル注……持続投与

　上記の投与間隔でオピオイドの投与を行う．

　例えば，ＭＳコンチン®なら８〜12時間効果が持続するので，その効果が切れる頃に次を服用すればよいことになるので，１日２〜３回の服用となる．カディアン®やピーガード®の場合は，効果が24時間持続するために１日１回の服用でよい．オプソ®や塩酸モルヒネ錠の場合は，だいたい４時間程度しか効果が持続しないために，単純計算で１日６回もの投与が必要となるのである．それゆえ現在では，速放性製剤は定時使用の基本薬としてはほとんど用いられていない．

　さて，これらのデータを踏まえて考えると，例えば最高血中濃度到達時間が数時間もかかるような薬剤を頓用やレスキューに使用してよいだろうか．

　本来，痛い時に飲む薬は速やかに痛みを取り除かなければいけないし，そうでなければ患者は苦しむ時間が長くなるし，毎回数時間も放置するようなことになれば，そのうち患者や家族の信頼もなくすであろう．また自分の身に振り返ってみて，痛い時に数時間も我慢できるか，というところだ．たとえ２，３時間といっても，患者としての立場からだとものすごく長いだろう．

　さて，そういう目で前掲の２つの表（p.74「最高血中濃度到達時間」，上記「各

製剤の定時投与間隔」）を見てもらえれば理解できると思う．レスキューや頓用処方にふさわしい薬剤は，実はそれほど多くない．

　オプソ®，塩酸モルヒネ（錠・粉・水），あとはオキノーム®，ナルラピド®，フェンタニル口腔粘膜吸収剤，内服困難な場合のアンペック®坐薬が，現在レスキューとして使える，速放性のオピオイド製剤だ．

　オプソ®は，胃から吸収が始まるので，その効果が実感されるのは意外に早く，10分くらいから明らかな変化が体感できることもあり，第一選択である．

　オキノーム®はオプソ®等よりはやや遅くなるが，15分以内から効果が発現するのでそれほど大差ない．これも第一選択薬と言えよう．ナルラピド®も早い．

　フェンタニル口腔粘膜吸収剤は，今までの内服系製剤の中で最も濃度の立ち上がりが早いため，急峻に増える突出痛（例えば骨転移痛で安静時には全く痛くないのが，動いた瞬間にズキッと痛みが走り，一方で持続時間は長くないような痛みなど）への効果が期待されているが，1日4回までの使用に制限されていることから，まずは他のレスキューが優先されると私は考えている．

　アンペック®坐薬も効き目は速いほうなので，何とかレスキューとして使用でき，経口不能の患者はアンペック®坐薬のレスキューでもよいだろう．人工肛門に挿入するのも（効果は確実ではないだろうが），方法としては存在する．

　一方，いくら効果が速いからといって，塩酸モルヒネ注を静脈注射（ボーラス）したり筋肉注射したりするのは，禁忌に近い．これは避けるべきである．急峻な濃度の立ち上がりの結果，呼吸抑制等を惹起する可能性があるのは先に述べたとおりで，これらの投与法は危険である．

　したがって，経口投与も肛門への挿入も不可の場合は，持続皮下注射（あるいは持続静脈注射）で開始する．開始量は「ステップ3」で前述したので，そちらを参考にしていただきたい．

●レスキュー量の設定

　さて，レスキュー量の設定には目安がある．

　レスキューは，経口の場合「徐放性製剤の1日投与量の1/6量の（同成分の）速放性製剤」を1回量とする（ただし，フェンタニル貼付剤の場合は，まずは別の種類のオピオイドの速放性製剤）．持続注射の場合は「1時間量」とする．また，経口の場合は「1時間あけて」（注：フェンタニル口腔粘膜吸収剤は異

なる），持続注射の場合は「15～30分あけて」，回数制限なしで同量を<u>追加可能である</u>．

　1日量の1/6は，きっちり割れないこともあるので，「約」だと思っておいてもらって OK である．

　例えば，MS コンチン®を1日20mg・分2で投与している場合，レスキュー量は20÷6＝3.3≒5であり，レスキューはオプソ®5mgを1包投与すればよい．既製のもので5mgを下回るものがないため，オプソ®は5mgを使用する．<u>投与間隔は先述のとおり1時間以上あけてとする．</u>

　以下，MS コンチン®の総量が1日30mgなら6で割って5mgなので，同じくオプソ®の5mgを1回1包投与すればよいし，1日 MS コンチン40mgなら40÷6＝6.6≒5～10mgで，オプソ5mgを1回1包もしくは2包（あるいはオプソ10mgを1包）投与すればよい．

　ベースがオキシコドンの場合も，1/6した量をオキノーム®で投与すればよい．オキシコドン1日20mg・分2の場合は，オキノーム®をレスキューにする場合は，20÷6＝3.3≒2.5～5mgであり，オキノーム®2.5mg1包もしくはオキノーム®5mg1包投与でよい．投与間隔は1時間以上あけて，とする．

　通例，ベースの薬剤が徐放性のモルヒネの際は，レスキューは速放性のモルヒネ製剤であるオプソ®や塩酸モルヒネ錠，ベースの薬剤がオキシコドンの際は，オキノーム®を選択すればよいだろう．同様にナルサス®の場合は，ナルラピド®になる．

　ベースがデュロテップ®MT パッチやフェントス®テープの場合も，量の設定の仕方は，ほぼ同様である．まずはデュロテップ®MT パッチやフェントス®テープを1日の内服モルヒネ量に換算し，それを1/6すれば，レスキュー量である．

　注意すべきこととして，モルヒネやオキシコドンの場合と異なり，フェンタニル貼付剤がベースの場合のレスキューは，フェンタニル口腔粘膜吸収剤ではない．またフェンタニル口腔粘膜吸収剤は，従来の速放性製剤のようにベース量の1/6を目安に調節する方式を採らない．ここでは簡単に述べるが，フェンタニル口腔粘膜吸収剤は，ベース量とは全く別に，それ自体で量を調節する．ベースの薬剤はベースの薬剤で，レスキューの薬剤はレスキューの薬剤で，それぞれ薬効を聴取して個別に調整するのがフェンタニル口腔粘膜吸収剤であり，従来法の，1/6量を目安にベースの薬剤と連動してレスキュー量も調節す

るという方式を採らない.

フェンタニル口腔粘膜吸収剤は,あくまで突出痛が急峻で,オプソ®やオキノーム®を飲んでも疼痛のピークに間に合わない場合に限って使用するのがよい使い方ではあろう.前もって動くのが明らかである場合など,例えば食事や風呂の時間が決まっているのであれば,その30分程度前にオプソ®やオキノーム®を飲んで,濃度の上がっている時間と動く時間を合わせてできるだけ鎮痛を図る,という方法がよく行われている.

このような使用法だと,体動時でも比較的うまく鎮痛することができる場合があるのだが,それでも効果の発現が遅いというような場合にフェンタニル口腔粘膜吸収剤の投与を行うのが良いと考える.

そのような状況なので,現在の私の推奨では,デュロテップ®MTパッチやフェントス®テープがベースの場合は,まずはレスキューとしてオプソ®もしくはオキノーム®あるいはナルラピド®を選択するというものである.

例えば,デュロテップ®MTパッチ2.1mg/3日は内服モルヒネ換算で30mg/日のため,30÷6=5でレスキューはオプソ®5mgが適当である.あるいはフェントス®テープ2mg/日は内服モルヒネ換算で60mg/日なのでレスキューは60÷6=10となり,オプソ®5mg2包あるいはオプソ®10mg1包か塩酸モルヒネ錠10mg1錠の内服が適当である.もちろんオキノーム®5mg(≒経口モルヒネ7.5mg)でもよいわけだ.

デュロテップ®MTパッチが,もし50.4mg/3日の場合は,内服モルヒネ換算で(デュロテップ®MTパッチ16.8mg/3日が内服モルヒネ換算で240mg/日相当のため)720mgとなるので,目安の1回レスキュー量は720÷6=120mgとなり,オプソ®10mgの場合は12包,塩酸モルヒネ10mg錠においても12錠というかなりの量になる.オキノーム®なら80mg/回が内服モルヒネ120mg/回相当だから,オキノーム®散10mgなら8包である.

まずはこのように目安量でレスキューを開始し,効き具合を患者に聴いて調整を行う.入院中ならば毎日,外来ならば1~2週間後の次の外来時に,レスキューの効きの評価を行えばよいだろう.

最近少なくなったが未だ,例えばデュロテップ®MTパッチ16.8mg/3日を貼付しているにもかかわらず,レスキューがオプソ®5mgとなっているなどという指示を散見するが,このような例は正しくない.内服モルヒネ換算した1日オピオイド量,上記の例ならば,デュロテップ®MTパッチ16.8mg/3日

＝内服モルヒネ240mg/日の1/6量の内服速放性モルヒネ, すなわち40mg/回（の速放性モルヒネ製剤）≒25〜30mg/回のオキノーム®をレスキューに設定すればよいということになる. ナルラピドならば, モルヒネ量を5で割れば良いので, 40÷5＝8mg/回となる.

　坐薬は製剤の種類が少ないために, きっちり1/6にするのは困難である. 近似値で投与するとよい. あるいはデュロテップ®MTパッチやフェントス®テープのレスキューとしてアンペック®坐薬等も使用可能であるが, その際, 坐薬は経口の1.5倍の効力をもつことを忘れないでほしい.

　例えば, デュロテップ®MTパッチ6.3mg/3日を貼付すると, 内服モルヒネ換算で90mg/日に等しい. 90を6で割ると15であるが, ここで総量15mgのアンペック®坐薬を入れればよいと考えるのは正しくない. アンペック®坐薬は, 経口モルヒネの1.5倍の効力があるために, 経口15mgは坐薬10mgとなり, アンペック®坐薬は10mgを挿入すればよいということになる.

　これらの換算の仕方は, いくつかのキーとなる数字を覚えておくだけなので, ぜひマスターしていただきたい. そうすれば製剤間の変更やレスキューの設定が自在となって, とても役に立つ.「ステップ3」で示したものを再掲しておこう.

主な薬剤（オピオイド）の換算比

内服モルヒネ60mg/日＝モルヒネ坐薬40mg/日＝持続皮下注射モルヒネ30mg/日＝持続静脈注射モルヒネ20〜30mg/日＝オキシコドン40mg/日＝オキファスト®注30mg/日（※オキファスト®注は, 同じ量の内服モルヒネの効果2倍のため）＝フェントス®テープ2mg/日＝デュロテップ®MTパッチ4.2mg/3日＝フェンタニル注0.6mg/日（600μg/日＝25μg/時）＝ナルサス®12mg/日

　さて, 注射薬の場合も決まりがある. 先に述べたように, 注射薬のレスキュー（これは早送り量ともいう）は, 1時間量が目安となっている.

　例えば, 塩酸モルヒネ注原液0.3mL（＝3mg）/時間の場合は, 0.3mLを早送りすればよいし, これはオキファスト注やフェンタニル注の場合も同様である. 1回早送りした後も, 15〜30分以上あけて早送りは追加可能である.

　最近の考え方では, 以前ほど定時量とレスキュー量の関係はガチガチに呼応してはいない. したがって, 早送り量を基本は1時間量の早送りとしても, レスキューの効果が弱ければ, 定時量は据え置いてもレスキュー量を別に漸増さ

80

せてもよい.

注射薬の場合の基本調節法を下記に示す.

レスキュー（注射薬）の調節法

●**持続痛（定義：12時間以上続く疼痛）が存在する場合**
　➡ベース量の増量

●**持続痛はないが，レスキュー回数が多い場合**
　➡ベース量の増量は行わず，レスキューの効きを聴取し，使用タイミング
　　や使用量を検討し，レスキューの調整を行う.

●**例えば「レスキューの効果が遅い」という場合は，痛みが出たらすぐ，あ
　るいは痛みが出るシチュエーションがわかっていれば，それより5〜10
　分ほど前に使用するという方策でまず対応する．それでも効果が遅い，あ
　るいは「痛みの緩和が不十分である」という場合は，1回レスキュー量の
　漸増を検討する．それでも効果が遅かったり，効果が不十分な際はベース
　量の増量を考慮する．**レスキューの回数が多いからといって，すぐにベー
　ス量の増量，と結びつけて考えない.

　昔，レスキューの使用回数が多ければ，ベース量の増量を行う，あるいはレスキューで使用した分を定時量に足す（例えば，オプソ®5mgを1日6回使用した．今日のMSコンチン®使用量は20mg/日だから，明日は20＋5×6でMSコンチン®50mg/日に増量しましょう）というやり方が教えられた時期があり，そのように行っている方もいるかもしれない.

　この考え方が今は変わった．これは正しくなくなった，と考えてよいだろう.

　日本緩和医療学会の緩和ケア基礎教育プログラムのPEACEでも**図17**のように，1日12時間以上続く持続痛がある場合と，そうではない場合は「異なった対応をする」というアルゴリズムが出されている.

　持続痛が中心の場合は，従来どおりのオピオイドの定時量の増量を中心に対応し，突出痛が中心の場合（特に骨転移痛や，突出痛が目立つ神経障害性疼痛の場合）は，レスキューを中心に対応し，定時量の増量には慎重にという対応となった.

　すなわち，レスキュー回数が多くてもすぐに定時量を上げる必要はない，ということだ．もちろんレスキューの量をそのまま定時量に反映させるのも，疼

痛のパターンによっては疑問が残ろう．

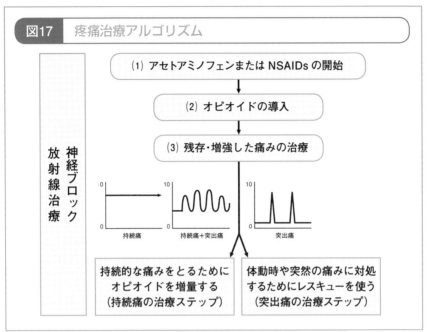

（PEACE「がん疼痛の評価と治療」2014年1月版より引用，一部改変）

　これまで，疼痛のパターンを数々説明してきたので，皆さんにはご理解いただけるはずだ．

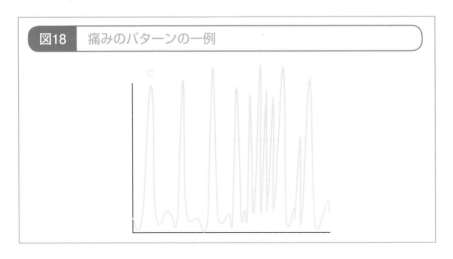

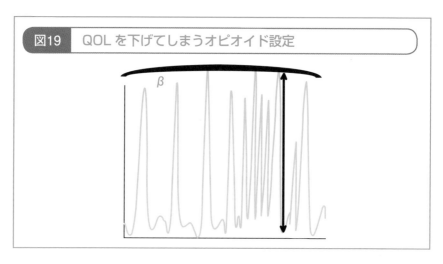

図19 QOLを下げてしまうオピオイド設定

図18のような疼痛 c に，定時量ばかり上げてしまっては，図19のようにオピオイドの濃度は β となってしまって，患者は強い眠気で QOL が下がることだろう．

もちろん前述したように，鎮痛補助薬やその他の治療法で疼痛の強度や頻度等の特性が動かせれば，それに越したことはない．

あるいはそれまでの（疼痛が c のパターンで変わらない際の）選択として，

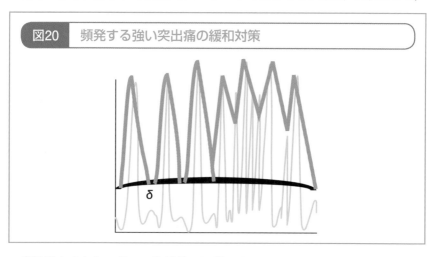

図20 頻発する強い突出痛の緩和対策

定時量を δ とし，そこに比較的1回量が多めのレスキューを頻回使用して，1日10回程度以上出現する強い突出痛を緩和するという方策を採る（図20）．

「痛い→ベースアップ」というのは，もう時代遅れとなっている．

ずっと痛いならば，ベースアップ．

そうではなくて，あまり持続時間が長くない突出痛が頻発しているならば，その方の痛みのパターンに即した鎮痛薬投与となるように，レスキューを調節（使うタイミング，量など）する．レスキューの増量でカバーしにくければ，他の鎮痛策も検討し，次に慎重にベースアップ．

これが現在の疼痛治療の基本方策となっている．

今まで以上にレスキューが疼痛治療において重要な意味をもっており，また個別の量調整も検討されるようになったことなど，もはや定時投与のオピオイドと並ぶ疼痛オピオイド治療の２本の主柱と言っても過言ではないだろう．

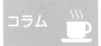

コラム　　“せん妄”を痛みと捉えない
～オピオイドの減量・中止が効果的なケースもある～

せん妄状態で「痛い，痛い」と訴える患者さん，実はしばしば見かける．

このような場合，オピオイドの増量やレスキューの使用より，むしろオピオイドの減量・中止をして，せん妄が改善するとピタッと痛みの訴えが改善することがある．

比較的高年齢で，傾眠でウトウトしているものの，突然起きて「痛い，痛い」と言い出すと，ずっとその訴えを繰り返すような，そういう症例が典型的である．痛みの部位を聞いてもあまりはっきりとしない場合も多く，うなり声を上げて同じ訴えを繰り返す．会話の疎通性も悪い．

推定予後日単位の身の置き所のなさも似たような表現形式をとるので，それとは違って，予後はもう少しある患者に上記の症状が起きた時は，その痛みの訴えは，むしろせん妄に根ざしているのではないかと疑うことが必要である．

通常の疼痛との判別は難しいのだが，特徴的なのは「痛い場所をはっきり述べることができない」という点だろう．「どこだかわからない！」「とにかく痛い，痛いー！」と痛みの訴えが強い割には，痛いのが背中なのかお腹なのかさえも表現できないような事例がある．

こういう「痛い」という訴えのせん妄にどんどんオピオイドを増量すると，ますます訴えがひどくなる場合もしばしばである．せん妄が悪化するため，痛みの訴えも増悪し，それにオピオイドが増えてますます症状が増悪するという悪循環を招きかねない．

このような「痛みの部位がそもそもどこだか述べることができない」，話をすると，ほぼどんな質問に対しても「痛い痛い」しか言わない，そんな事例に

また比較的多いオピオイドが使用されている…そのような症例に出会ったら，可能性を疑ってみたほうがよいと思われる．

　難しいのは，痛みもせん妄を増悪させることである．鶏が先か卵が先か．ただ，痛みがせん妄に影響することは知られているが，せん妄で「痛い痛い」という場合があることは，広くは知られていない．

　特にせん妄に伴って痛みの訴えが増悪している場合は，その「痛い」（の訴え）は，オピオイドでは良くならないこともしばしばである．むしろせん妄状態をまず改善させると，見違えるように痛み（の訴え）が良くなる場合もあるし，あるいはしっかりと痛みを表現できるようになるので（せん妄がここからも改善したと実感される），そこから再度オピオイドの加療を慎重に再開し，良好な鎮痛を得ることができる場合もある．

　せん妄の治療（せん妄の原因除去〈オピオイドの中止・減量など〉や抗精神病薬の投与）で，せき立てるような「痛い」の訴えがとてもよく改善することがあるのだ．「痛い」とはおっしゃっているが，むしろ本態は「せん妄」である．要注意である．

ステップ**5**

誤解や偏見と闘おう！

誤解や偏見と闘おう！

　いよいよオピオイドの項の最後である．1にステロイド，2にアセトアミノフェンおよび NSAIDs ときて，3，4，5はオピオイド，それもずっしりとした分量でお疲れのところかもしれない．もう少しでオピオイドの項も終了である．

　さて，次の表を見てほしい．

でも…モルヒネって怖いんでしょ？

- 「最後の手段でモルヒネがありますし…」
- 「モルヒネを静脈注射してもらったら，すぐに呼吸が止まって…ラクになったと思います」
- 「モルヒネでおかしくなっちゃったけど，あれで痛みが取れるなら…」
- 「寿命が縮まっても，痛いのは勘弁だから，先生モルヒネを使ってください…」
- 「モルヒネは危険だからなるべく飲みたくない」

　これらは本当のことなのだろうか？

　これを一般の方に問うと，一つくらいは本当だと考えている人も多いようだ．

　実際，医師にも「最後の手段」で（切り札という意味もあるのだろうが…）モルヒネを使う，そういうフレーズを使用する医師がたまにいるため，その表現ゆえに間違った捉え方をされてしまうことが多いようだ．要するに，「これで終わりだよ」という意味に，である．死期を早めるという意味だ．

　これらの誤解を端的にまとめると，次の表のようになる．

モルヒネの誤解一覧

- 「命が縮む」
- 「安楽死の一つの手段」
- 「頭がおかしくなってしまう」
- 「使えば使うほど効かなくなる．だから我慢」
- 「副作用は避けられない」
- 「モルヒネ依存になって，薬がないといられない」
- 「モルヒネはたいして効かない」

　いろいろ述べてはきたが，医療用麻薬は，麻薬という名前がついているものの，使い方のポイントさえつかめば普通の薬剤を使用するのと全く変わらないし，むしろ抗がん剤などより安全に使用できる薬剤だと個人的には思う．

　コラム（p.90）にも述べるが，実は万全に使いこなすのは決して容易ではなく，使えば使うほど奥深さを感じるのがオピオイドではある．しかし，単に使うのが難しいかというとそうではない．

　むしろ「生活に支障がないほどに痛みが和らげられる量が適量である」ので，治療目標はわかりやすい．そこまで増量すればよい（注：単にベースアップするという意ではなく，そこまでベースとレスキューを双方うまく調節するという意味であることは，もう一度強調しておく）．効果は見えやすい．開始時の副作用は（特に外来で開始するようなケースでは），多くの場合で便秘しか出ない．わかりやすい側面が多くある薬剤であると感じる．

　しかし世間にも，未だに一部の医療者さえも，「麻薬」という言葉にとらわれて，「癖になる」「廃人になる」「命を縮める」「何もわからなくさせて楽にする」「依存症状が出る」「幻覚妄想が出る」などなど，負のイメージをもっている人がいる．実際，患者や家族の多くは，医療用麻薬に大なり小なり誤解を抱いている場合が多いことは予期しておいたほうがよい．

　ゆえに投与開始の頃は，特に慎重な表現で丁寧に時間をかけて，医療用麻薬とりわけモルヒネが，これらの誤解とは全く異なり，有益な薬剤であることを説明すべきである．

　WHO が推奨していることを説明するとアドヒアランスが良くなるという報告もある．世界標準の治療であり，適切な使用においては安全性も確立されて

いる．だから心配はいらない，と．

　さて，モルヒネの真実は以下のとおりである．

モルヒネの真実

- 「モルヒネ投与で痛みが取れ，活気が戻る．命は縮まない」

- 「不可逆的に精神症状が出たりして廃人になったりは，もちろんしない」

- 「がん患者への適正な使用では，耐性や依存は起こり難い」

- 「ほぼ出現する便秘や，時に嘔気・嘔吐が出現するものの，適切な対策で
　抑えることが可能」

- 「効かないとすれば，十分な量が投与されていない．あるいはモルヒネが
　効かないあるいは効きづらい種類の痛みに投与されている」

　簡単な話である．

　命は縮めない．意識はおかしくしない．眠らせない（少なくとも眠らせて痛みを緩和することは目標にしていない．眠気なく痛みを緩和する）．意識は低下させず痛みだけを取り除くのが，オピオイド投与の目的である．

　（がんの痛みが存在する患者では）精神依存はほとんどない，後遺症は残さない．覚せい剤や危険ドラッグとは違う．"やめられない，とまらない"にがんの痛みの患者さんはならない．

　注意する副作用は，便秘と嘔気・嘔吐だが，対策下でマネジメント可能．

　人によって効く量が違うので調整が必要だが，最終的には多くの人が一定以上の鎮痛可能である．

　以上をわかりやすく，懇切丁寧に，患者だけでなく家族へも説明するとよい．

モルヒネで死期が早まるの？
➡もちろん違います！

- モルヒネで人を死に至らしめるのは困難である.

- モルヒネは正しく使えば寿命を縮めることは一切ない. 基本的な使用法の習得も難しくない.

- 正しく使わなくても（無茶苦茶なことをしなければ）致命的な事態になることは少ない. ちなみに筋注・ボーラス（一気にする）静注は, 無茶苦茶の範疇に入るので, 絶対にしない!!

- 疼痛のあるがん患者に対する適正な投与で「寿命を縮めたり」「強い精神依存を形成したり」「頭を不可逆的におかしくしたり→廃人にしたり」は絶対にないことを医療者は理解していなければいけない.

コラム 専門家への相談とオピオイドスイッチング

「オピオイドローテーション」が「オピオイドスイッチング」になった

　基礎的な緩和ケアは, 多くの医療者が知識習得している時代になっている.

　日常臨床を通して, 緩和ケアの技術に磨きをかけて, 症状緩和に自信をもっていらっしゃる医療者も増えている.

　それでは緩和ケアの専門家の意義はどこにあるのか…というと, その一つは対応困難例への新たな提案をしてくれる, というところにあるだろう.

　緩和ケアの基本教育プログラム PEACE でも「中等量以上（経口モルヒネに換算して120mg/日以上）のオピオイドが使用されている場合は, 専門家にコンサルテーションする」（『がん疼痛の評価と治療』2014年1月版）と, 「経口モルヒネ換算120mg/日以上」が目安とされている.

　この量は,

MS コンチン®120mg/日以上

オキシコドン80mg/日以上

フェントス®テープ4mg/日以上

デュロテップ®MT パッチ8.4mg/3日以上

ということである.

　意外に低い量のように思えるかもしれないが, 私もこれくらいが妥当と考

えている．

　以前，このような事例があった．

　直腸がんの骨盤神経叢浸潤の神経障害性疼痛がメインのパターンで，患者はオキシコドン®80mg/ 日を投与されていたが，散発する激痛に気がおかしくなりそうだと訴えられ，レスキューのオキノーム®10mg/ 日を１日10回くらい使用していた．

　主治医の先生も疼痛緩和に長けた先生なのであるが，この疼痛は難しいと判断し，迅速に私に紹介してくださった．

　診察し，確かに医療用麻薬を増やすことで，より疼痛が緩和される可能性はあると思うものの，眠気も強く出現していること，オピオイドの反応が必ずしも良好な時ばかりではない神経障害性疼痛が中心であること，「これではとても仕事ができない」と訴えていることなどから，麻酔科の専門家に神経ブロックを行ってもらう適応があると考えた．

　結果として，神経ブロックで劇的に痛みは改善し，オキシコドン60mg/ 日にレスキューオキノーム®10mg（ほとんど使用なし）で，アクティブな生活を送られるようになった．

　私の予想では，あのままオキシコドンを増やしても，この生活をもたらすことは難しかったと考えている．オピオイドが効きにくい例はきちんと他の手段を講じることが重要だということを改めて教えてくれた一例である．

　本当の専門家は，オピオイドの限界もよく知っている．だからこそ，オピオイドを増したほうがよいのか，オピオイドスイッチング（後述）がよいのか，それとも神経ブロックや放射線照射がよいのかの判断がつきやすい．

　一方で，自院の例ではないが，モルヒネ換算で1,000mg/ 日や2,000mg/ 日などという大量のオピオイドを使用しても患者の痛みが良くならず，それでも自身の責任感から診続けるというような例も漏れ聞く．

　責任感も大切ですが，私に素早く紹介してくれた医師のように，患者が一定以上のオピオイドを使用してもなお痛みに苦しんでいるのならば，専門家に相談するのがよいと思う．そのためにこそ専門家がいるのですから…．

　疼痛緩和困難な患者の紹介が適切になされ，各院の緩和ケア部門が役割をはたせることを願ってやまない．

　オピオイドは有効限界がなく，したがって増やしただけ痛みが取れる，そのようにいわれていた時代もあった．

　しかし，それは事実ではない．

　前述したように，①オピオイド中心では緩和困難な難治性疼痛である，というような場合だけでなく，中には，②あるオピオイドへの耐性が原因，という場合もある．そのような場合は，増やしても増やしても眠気などの副作用ばかり増える可能性があるのだ．

　鎮痛への耐性，すなわち同じ鎮痛効果を得るためにより多くのオピオイド量が必要となることは，炎症性疼痛や神経障害性疼痛がある場合には，形成しにくいことが言われており，患者に尋ねられた際も，「薬剤に耐性を形成して効かないということよりも，単にオピオイドの量が足りないということのほうがずっと多いです」としっかり説明して，適切な増量を行うことが重要なのは論を俟たない．

　しかしながら，中には耐性を形成する事例もあり，「オピオイドの過量投与では明確な鎮痛耐性を形成する」（日本緩和医療学会 編『がん疼痛の薬物療法に関するガイドライン 2014年版』金原出版，2014）とされており，特に内服モルヒネ換算120mg/日を超えるような用量でも全く効いていないのにやみくもに早いスピードで増量し続けるのは誤りのもとといえるだろう．

　さて，モルヒネやオキシコドン，フェンタニルを別のオピオイドに変更することを，以前は「オピオイドローテーション」と呼んだ．

　ただ，「ローテーション」というのは，"順に変えてゆく"ことを示す言葉で，単に変更するという意味とはまた異なっている．

　最近ではそれを踏まえて，「オピオイドスイッチング」と呼ばれるようになっている．

　オピオイドを変更することで副作用を軽減したり，あるいはより良い効果を目指してそれは行われる．

《事例紹介》

　噴門部胃がんの混合痛（内臓痛＋神経障害性疼痛）にオピオイドスイッチングが著効した一例があったので，報告する．

　その患者は，フェントス®テープ16mg/日（＝内服モルヒネ換算480mg/日）でも疼痛が非常に強い状況だった．

　直近にもフェントス®はどんどん増量になっていたのだが，疼痛には変化がなく，緩和ケアチームに紹介された．

　私は，これはフェンタニルへ耐性になっていると判断した．

　オピオイド同士は"不完全な交差耐性"といって，あるオピオイドに耐性が形成されて効きづらくても，別のオピオイドには耐性がそれほどでもなくよく効くことがある．

　そこで，モルヒネへの変更を提案した．"良い効果を目指して"のスイッ

チングである.

　現在のオピオイドスイッチングの考え方では, 当鎮痛用量ではなく, 25〜50％に減じた量で開始することになっている (Caraceni A et al：Lancet Oncol 13：e58-e68, 2012).

　変更量は１％モルヒネ注 (10mg/ 1 mL) 原液を時間0.4mL (＝9.6mL/ 日＝96mg/ 日＝内服モルヒネ換算192mg/ 日) の持続皮下注射とした.

　突出痛が持続痛に対して強いため, レスキューの量は0.6mL/ 回とした. レスキューは以前のように, 必ず内服は１日量の1/6量, 注射は1/24量とするのではなく, 患者の状況に応じて調整するのがよいとなっていることから鑑みて, 微調整を行った.

　この変更が非常にうまくいき, 疼痛の程度は大きく改善, 最終的には１％モルヒネ注 (10mg/ 1 mL) を時間0.45mL (＝10.8mL/ 日＝108mg/ 日＝内服モルヒネ換算216mg/ 日) で良好な鎮痛効果を得た.

　およそ上記の調整に１週間かかったが, 痛みが良くなったので「早く帰りたい」という患者の声に応える形で, 内服化を推し進めた.

　最終的には, 定時投与は MS コンチン®240mg/ 日・分３に, レスキュー量は塩酸モルヒネ錠50mg/ 回にて, 入院前よりは見違えるように良くなった (奥さん談) 状況で退院となった.

　神経障害性疼痛が強くあったので, 当初は神経ブロックも考慮し, 緩和ケアチーム内の専門家 (麻酔科医) にも相談はしていた.

　けれども, 古くからある技法であるオピオイドの変更 (スイッチング) が見事に奏効し, 神経ブロックを追加せずとも退院が可能になった.

　オピオイドを高用量使用しても疼痛が全く良くならない患者は, このように緩和ケアの専門家に相談していただけると, 知識と技術を駆使し, 見違えるように良くなることがある.

　この事例も, フェンタニルへの耐性が疑われたため, モルヒネへのスイッチングで劇的な効果を得ることができた.

　結果的には, モルヒネ換算量も480mg →240mg と従前の半量でマネジメントすることもでき, また鎮痛効果が非常に良くなったので, 本当に良かったと思う.

　このように, モルヒネやオキシコドン, フェンタニル貼付剤間の変更や, あるいは同じオピオイドでも投与経路を内服や貼付⇔持続皮下注・持続静注と変えてみることで, これまでとは異なった良好な鎮痛を得ることができるのが, オピオイドの興味深いところである.

ステップ**6**

鎮痛補助薬を使おう！

ステップ **6**

鎮痛補助薬を使おう！

 鎮痛補助薬は数剤に集約されている.

参考	痛みの種類とオピオイド

① **オピオイドによく反応する痛み**
　内臓痛
② **オピオイドにある程度は反応する痛み**
　神経障害性疼痛（例えば骨盤神経叢の浸潤）による痛み：鎮痛補
　助薬の併用が必要なことが多い.
　骨転移の痛み：NSAIDs を併用.
③ **オピオイドに反応しにくい痛み**
　筋攣縮・痙攣による痛み
　腸管の疝痛

　いよいよ本書も後半戦になる．ステロイドとオピオイド，それと並んで緩和
医療で重要なのが，この鎮痛補助薬である．

鎮痛補助薬について

　たくさんの症例を重ねると，ステロイドとオピオイドの投与などで多くの患
者の症状が緩和されることに容易に気がつくと思うが，一方でなかなか痛みが

取れない症例で苦悩する時が必ずくるはずだ.

　そう, オピオイド (とステロイド) だけでは取り除くことができない, 難治の疼痛を訴える患者は必ず存在する.

　オピオイドが効きにくい難治性疼痛にはいくつかパターンがある.

　一つは, 神経障害性疼痛. 神経由来の痛みである.

　二つは, 骨転移痛. 特に体動時痛の緩和に難渋することが多い.

　これらの2つが難治性疼痛の多くを占めるが, もちろん三つ目として**腸管の疝痛**は, オピオイドでの緩和はしばしば難しい. ブスコパン®等の抗コリン剤を使用すべきである (そして腸閉塞が存在するなら, オクトレオチドやステロイドを使用すること).

●骨転移痛の緩和法

　骨転移痛は, 症状緩和に放射線治療が有効であり, 考慮すべきである. 有効率は60 〜 80％, 効果発現は照射開始後2週, 最大効果は4 〜 8週とされている.

　あるいはゾレドロン酸 (商品名ゾメタ) などの破骨細胞の活動を阻害するビスフォスフォネート製剤や, 破骨細胞の形成や活性を抑制する分子標的薬のデノスマブ(商品名ランマーク)に効果が認められることがある. ビスフォスフォネートの鎮痛効果は40 〜 60％に14日以内, 効果持続は8週間とされる (Mannix K et al : Palliat Med 14 : 455-461, 2000). またゾレドロン酸の骨転移の疼痛への効果発現は4 〜 8週ともされている.

　NSAIDs の投与が意味を有するのも, 骨転移痛である. たまにオピオイドだけで骨転移痛に対処しているような事例が散見されるが, (たやすく緩和できないため) 過量投与になりやすく, オピオイド単独で鎮痛を図るのは推奨されない. オピオイドに NSAIDs を加え, 他に (予後等を勘案し) ビスフォスフォネートやデノスマブ, 放射線治療等を組み合わせて加療する. 体動時痛があるならば, 動く15 〜 30分前などに速放性オピオイドのレスキューをうまく使用することも重要だろう.

●神経障害性疼痛の緩和法

　さて, 難治性疼痛の代表格である神経障害性疼痛の緩和法について考えていこう.

　さてざっくりと分けて, がん性疼痛に大きく2つの種類がある. 一つは侵害

受容性疼痛，もう一つが神経障害性疼痛である．なお，骨転移痛は体性痛であり，侵害受容性疼痛の部類に属する（が，伝わる神経は内臓痛とは異なる）．

痛みの種類は？

- 侵害受容性疼痛　　体性痛と内臓痛がある
　　　　　　　　　　痛覚伝導路を伝わる痛み
- 神経障害性疼痛　　痛覚伝導路の途中の障害による痛み

神経障害性疼痛は，痛覚伝導路の途中の神経の障害に伴う痛みである．痛みの伝導路について復習すると，このようになる（非常に簡略化しているが）．

図21　痛みの伝わり方

痛み刺激：物理的・化学的刺激（外傷・炎症）
　　↓
侵害受容器(感覚器)
　↓(電気興奮)
神経線維
　　↓
脊髄後角(一次ニューロン～二次へ)
　　↓
脊髄上行路
　　↓
視床(痛みの情報処理)
　　↓
大脳皮質(「痛い」と認知する)
　　↓
大脳辺縁系,視床下部(自律神経への影響)

痛み刺激が加わると，それは末梢の感覚器の侵害受容器に伝わり，そこから電気的な興奮が惹起され，神経線維を上行し，脊髄，大脳へと到達し痛みとなって自覚されることになる．

図21で示しているように，侵害受容器から入り，経路の最初から順繰りに伝わっていくのが侵害受容性疼痛であり，一方その途中の神経線維から入ってくる痛みが神経障害性疼痛である．

さて，これまで見てきた鎮痛薬は，この経路のどこに作用するのであろうか．

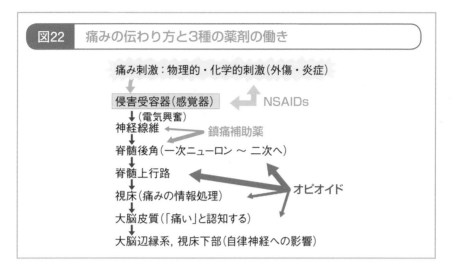

図22 痛みの伝わり方と3種の薬剤の働き

痛み刺激：物理的・化学的刺激(外傷・炎症)
↓
侵害受容器(感覚器) ← NSAIDs
↓(電気興奮)
神経線維 ← 鎮痛補助薬
↓
脊髄後角(一次ニューロン ～ 二次へ)
↓
脊髄上行路
↓
視床(痛みの情報処理) ← オピオイド
↓
大脳皮質(「痛い」と認知する)
↓
大脳辺縁系, 視床下部(自律神経への影響)

　図22を参照してもらいたいが，炎症の低減や発痛物質の発生を減少させることで，末梢の痛み自体を減少させるのがNSAIDsである．抗炎症効果で，腫瘍に伴い発生している組織傷害による炎症を軽減する．

　しかし，それでも痛みをゼロにすることができない場合は，痛みの電気信号が神経線維を上行してゆく．

　それを主に脊髄レベル以上で軽減させるのがオピオイドである．さらには痛みを緩和する神経系である下行性抑制系（視床下部→中脳中心灰白質→大縫線核→脊髄後角）を活性化する．

　NSAIDsとオピオイドは作用点が違うために，加えただけの効果を得られる場合がしばしばある．

　鎮痛補助薬は，NSAIDsやオピオイドとまた異なる作用機序をもち，脊髄や下行性抑制系に作用して痛みを軽減する．これも加えれば，その分の効果が確保される可能性がある．

　このように必要に応じて3種の薬剤を組み合わせることで，痛みの経路の様々な部位に働きかけることができ，結果として良好な鎮痛が期待でき得る．

　さて，NSAIDsとオピオイドについては前述したので，いよいよ鎮痛補助薬の説明に移ろう．

■鎮痛補助薬の開始時期は？

まず，鎮痛補助薬開始の時期については諸論あるが，まずはこれまで述べてきたように，基本的なオピオイド（および非オピオイド）治療を行うことである．

オピオイドの増量で疼痛が軽減し，生活に支障がなくなる程度にまで疼痛が減る，あるいは消失するようならば，改めて薬剤を増やす必要はないだろう．

一方でそうではない場合，例えば内服モルヒネ換算120mg/日以上などのそれなりの量以上オピオイドを使用しているのにもかかわらず，オピオイドを増量しても鎮痛効果は増えずに眠気ばかり増えてしまうような場合は，オピオイドの増量をやみくもに続けても効果が薄い可能性がある．

その際の解決法の一つとして，オピオイドスイッチングを「ステップ5」のコラム（p.90～）で紹介した．もう一つの解決法が，鎮痛補助薬の併用開始といえよう．

印象として，例えば明らかな神経障害性疼痛の特徴が現れていて，つまり患者が「異常感覚を伴う痛みの存在」を訴えていて，かつオピオイドの増量に比して明らかな効果を得られないような場合などが，鎮痛補助薬の併用開始を考える一つの時機と考えられる．

●鎮痛補助薬とは？

鎮痛補助薬とは，抗てんかん薬，抗うつ薬，抗不整脈薬などのように，本来別疾患の治療に使用される薬剤であり，「主たる薬理作用には鎮痛作用を有しないが，鎮痛薬と併用することにより鎮痛効果を高め，特定の状況下で鎮痛効果を示す薬物」（日本緩和医療学会 編『がん疼痛の薬物療法に関するガイドライン 2014年版』金原出版，2014）のことである．

なお抗うつ薬の場合も，うつを軽減させることで痛みを取り除くものではなく，痛みを抑制する下行性抑制系を賦活するなどの作用機序による効果である．実際，抗うつ薬による抗うつ作用の発現は数週間かかるが，鎮痛補助薬としての効果は1週間もあれば発現することが多い．

鎮痛補助薬にまつわる情報も新しくなっている．

まず，鎮痛補助薬の神経障害性疼痛全般に対する有効性は40～60%とされており，必ず効果が期待できるものでもなく，また十分なエビデンスが乏しく，保険適応がない薬剤も多い．

　実際に，効果には大きな個人差があるため，基本的に試行錯誤によらざるを得ない．つまり，投与して反応をみるしかない．

　投与に際して注意すべき点としては，

- 通例，即座に効果が出ることは少なく，3〜7日程度は観察が必要なこと．逆に増量スケジュールに則ってある程度まで増量しても全く効果がないのならば，漫然と続けないようにする．
- 必ず少量から開始すること．ほとんどの鎮痛補助薬に共通の副作用として**眠気**が挙げられる．漸増することで，眠気に伴う服薬継続不能を防ぐ．
- すぐに効かないことや，効きに個人差があることなどは，患者・家族に十分説明して服薬アドヒアランスを良くすること．

などが挙げられる．

　これらを一つずつ説明すると，まず鎮痛補助薬は効果が出るまで一般に時間がかかるので，患者に数日は様子を見てほしい由を伝えておく．そうしないと，効果がないといって，服用を止めてしまう，あるいは止めたがる例が多いからである．副作用が顕著ということでなければ，1週間くらいは同一薬で試してみてもよいと思われる．

　投与については，ごく少量から開始する．（薬剤によっても異なるが）通例その薬剤の維持量を最初から投与することは行わず，初期投与量が設定されている場合は，その一番少ない量，あるいはその1/2程度，初期投与量が設定されていない場合は維持量の1/3程度から始め，副作用が忍容できるものかどうかを判断しながら慎重に増量する必要がある．そのように，ごく少ない量で開始し，数日ごとに少しずつ増やしてゆく方法を採る．

　またこれらの特性を患者や家族にきちんと説明する必要がある．鎮痛補助薬はたいてい眠気が主な副作用のため，それを厭い効果発現するまでの1週間なりを待てずに中止してしまう，あるいは中止せざるを得ない症例が少なくない．ゆえに，「効果が後に来る」特性については十分に説明しておくべきである．

　それでは，これらを踏まえたうえで，実践的鎮痛補助薬の使用法の解説に移ろう．

■鎮痛補助薬の実践的な使い方

神経障害性疼痛については先に述べた．

では具体的に，どのような場合に神経障害性疼痛が疑われるのかであるが，

多くの場合，神経障害性疼痛は「異常感覚」を伴う．異常感覚とは何か，下の表を参照してもらいたい．

「異常感覚を伴う痛み」とは？

- 「槍で突き通すような痛み」
- 「刃物で刺すような痛み」
- 「スパッと切るような痛み」
- 「しびれるような痛み」
- 「やけるような痛み」
- 「しめつけられるような痛み」
- 「つっぱるような痛み」
- 「触れただけで痛い痛み」
- 「風呂に入ると明らかに良くなる痛み」

　異常感覚を伴う痛みとは，単純な痛みではなく，何らかの不快で異常な感覚が合併する痛みである．

　例えば，チクチクしたりとか，しびれたりとか，しめつけられたりとか，つっぱるようにとか，健常人が時に感じる頭痛などと違って，何らかの異常な感覚を伴っている．このような場合は，神経障害性疼痛の可能性を考慮して，鎮痛補助薬の投与を検討する．

　それでは，どのように鎮痛補助薬を選択すればよいのかということだが，定番というべき薬剤が出てきて，推奨薬のリストはずいぶんと変化した．

　現在は，それらを使えれば大きく困ることはないだろう．いずれにせよ痛みがなくなるほどの劇的な効果を得られる事例は必ずしも多くなく，必要以上の期待は禁物であり，副作用と効果のバランスを冷静に判断してゆく目が必要とされる．

　押さえておくべき薬剤が，以下のようになった．

　　◎プレガバリン※
　　○デュロキセチン※
　　●アモキサピン
　　○リドカイン
　　●ミルタザピン※

なお，2019年にミロガバリンが加わったが，基本的にはプレガバリンと同系

統の薬である.

　◎はがんの患者にもエビデンスがあるもの，○はがん以外の患者でエビデンスがあるもの，●は同系統の薬剤でのエビデンスがあるが専門家の意見として（私が）推奨するもの，とした．その中でも特に，私自身があったほうがよいと思うものをさらに厳選して※をつけた.

　なお旧版で紹介した痛みの種別に応じて鎮痛補助薬を選択するという方策も，未だ一定の意味はあるかもしれないので，一応は再掲しておく.

鎮痛補助薬の使い方

- 鋭い痛み　　　　　　　➡　抗けいれん薬
- 鈍い痛み　　　　　　　➡　抗うつ薬
- がん性腹膜炎の痛み　　➡　抗不整脈薬
- 筋肉の痛み　　　　　　➡　ベンゾジアゼピン系抗不安薬
- アロディニア　　　　　➡　抗うつ薬
- 交感神経の痛み　　　　➡　カタプレス®

　一般に，キリキリするような痛みだとか，ピリピリビリビリと電気が走るような感じの痛みなどの「鋭い痛み」に比較的奏効するのが，抗てんかん薬（抗けいれん薬）であるとされていた．今では，プレガバリンを使えば良いだろう.

　また一方，ジンジンとしびれてくるような痛みや，ギューッとしめつけられるような痛み，つまり「鈍い痛み」には，抗うつ薬が良いとされていた.

　それ以外の痛みで1：1対応となっているのが，がん性腹膜炎に伴う腹部の痛みであり，これのチリチリピリピリした痛みは，抗不整脈薬がよく効くとされ，メキシチール®が良い適応となっていた．リドカインも奏効しうる．がん性腹膜炎でも，つっぱり感が強い場合は「抗うつ薬」のほうが効くようだ．こちらも今ではプレガバリンや抗うつ薬を用いれば良いと考える.

　頭頸部がんや食道がんに多い，頸部から肩がパンパンに張って痛い場合は，抗不安薬がよく効く（筋弛緩作用があるため）.

　触れただけで痛い，これをアロディニアと呼称するが，これには抗うつ薬が奏効する場合がある．熱すると軽減する（問診としては「風呂に入って良くなることがありますか？」などと聞く）のは交感神経関連痛の可能性があり，αブロッカー阻害薬が時に有効であり，かつてはカタプレス®などを使用していた.

●まずはプレガバリンから開始する

しかしながら，上記の「鋭い痛み」「鈍い痛み」という区分によらず，現在は神経障害性疼痛の患者で，オピオイドを適切に使用しても良い効果と副作用（眠気等）のバランスがとれず，またとりわけ何か痛み以外の問題がなければ，プレガバリン（商品名リリカ）からの開始でよいだろう．

プレガバリンは，カルシウムチャネルの$\alpha 2\delta$サブユニットに結合してカルシウムの流入を抑制し，興奮性神経伝達物質の遊離を抑制するというガバペンチンと同じ機序をもっている．ガバペンチン（商品名ガバペン）の（鎮痛作用での）改良品といえるだろう．

利点は，ガバペンチンとは異なり，投与量に比例して血中薬物濃度が線形に上昇することである（ガバペンチンは非線形）．ガバペンチンと異なって1日2回投与なのも利点である．

使用のポイントは，添付文書用量より低い量から開始しないと，眠気やふらつきが出やすいということである．具体的には，25mgを1日2回（50mg/日）程度から開始する．25mgから開始する場合もある．50→100→150→200→250→300mgと，効果と副作用をみながら，2〜3日ごとに増量するが，投与初期はより慎重に（3〜7日ごと）増量したほうがよいかもしれない．

また，腎機能低下時は慎重な投与が必要である．

腎機能障害時のプレガバリン投与量

クラアチニン・クリアランス（mL/分）	≧60	30≦ <60	15≦ <30	<15
1日投与量	150〜600mg	75〜300mg	25〜150mg	25〜75mg

上記のように，クレアチニン・クリアランスに応じて最大投与量を抑える．

眠気やふらつきが日中に強ければ，夜間の量のほうを多くするなどの対策が行われている．ほかには，浮腫や失神の原因となることもある．

ガバペン®（ガバペンチン）は適応症があくまでてんかんであり，鎮痛補助薬として出すと適用外使用になるという問題があったのだが，リリカ®（プレガバリン）がその問題を解消してくれた．ゆえに，今はガバペン®を処方する意味は乏しくなったといえよう．タリージェ®は，基本的にこれらと同系統の薬だが，適用が末梢性神経障害のみなので，注意を要する．

リリカ®はあくまで「神経障害性疼痛」に対しての薬剤であるとの周知は必要である．内臓痛や，（神経障害性疼痛を合併しない）骨転移痛などにもしばしば誤用されていることがあるので，注意が必要である．

がんによる神経障害性疼痛に処方するということであれば，リリカ®は現在，鎮痛補助薬の第一選択といえるだろう．

《リリカ®使用法》

リリカ®25mg を１日２回　分２　朝・就眠前（50mg/ 日）から開始する．25mg ２カプセル就眠前（50mg/ 就眠前１回）でもよい．50→100→150→200→250→300mg と，効果と副作用をみながら，２〜３日ごとに増量. 投与初期の眠気やふらつきに注意. 体格や年齢を考えて，25mg 分１から開始しても良い．

● 「飲めない」場合には，リドカイン注を考慮する ━━━━━

実は，鎮痛補助薬は「飲めない」患者への良い薬剤がない．

そのような飲めない事例にも使用可能なのは，リドカイン注（キシロカイン®注）である．

とはいえ，飲めない事例でも持続皮下注射もしくは持続静注でオピオイドを使用すればよいし，オピオイドで症状緩和が難しく，かつ内服困難な場合でも，周囲に優れた神経ブロックの施行医がいればそれを施行してもらえばよい．

したがって，リドカインが絶対必要かというと，そうではない．

しかし時にがん性腹膜炎に伴うつっぱり感，咳嗽，吃逆（しゃっくり）にも奏効することがある．これらの症状が他薬でマネジメントできない場合，内服不能で注射のオピオイドを用いているが難治性の神経障害性疼痛が続いている場合などに考慮される薬剤であろう．

《リドカイン注使用法》

静注用キシロカイン®２％（１アンプル＝リドカイン100mg/ ５mL）を10アンプル（1,000mg/50mL）とし，原液を時間１mL で持続皮下注あるいは持続静注．あるいは疼痛以外の諸症状（腹部のつっぱり感や膨満感，咳嗽，吃逆）に，単回で静注用キシロカイン®２％１アンプル＋生理食塩水50mL を15 〜 30分で点滴．

●リリカ®が無効な場合は，デュロキセチンを

ここから第二選択について述べる．

リリカ®が無効な場合は，デュロキセチンの投与を考える．

あるいは抑うつ症状が合併しているような例は，最初からデュロキセチンでもよいかもしれない．

デュロキセチンは，抗うつ薬 SNRI である．SNRI とは，serotonin and norepinephrine reuptake inhibitors のことで，セロトニン・ノルアドレナリン再取り込み阻害薬という．選択的セロトニン再取り込み阻害薬（selective serotonin reuptake inhibitors）である SSRI とは異なり，ノルアドレナリンの再取り込み阻害作用があるのが特徴である．

◆抗うつ剤を使用するのはなぜ？

非がん疼痛においての NNT（number needed to treat）つまり何例治療すれば1人の改善を認めるか（つまり小さいほうが効果がある），という指標で見るならば，鎮痛補助薬として用いる場合の抗うつ薬の NNT は，**三環系抗うつ薬 <SNRI<SSRI** となっている．また NNH（number needed to harm：何人の患者に投与すると1例の有害症例が出現するかを示す指標．大きいほうが安全）は，**SNRI< 三環系抗うつ薬 <SSRI** となっている（Finnerup NB et al：Pain 150：573-581, 2010）．この NNT と NNH を見ると，三環系抗うつ薬が良さそうだが，実際には三環系抗うつ薬は抗コリン作用があることから，決して使いやすいとまではいえない．そこで，現在鎮痛補助薬として抗うつ薬を考える場合は，最初の選択が SNRI，次が三環系抗うつ薬となるだろう．SSRI に関しては議論があるが，確かに臨床上でも他系統よりも顕著な効果を得にくい印象があり，現状では考えにくいと言って差し支えないだろう．また鎮痛補助薬として，三環系抗うつ薬を使う機会は減っている．

なお念のためもう一度触れておくが，「うつが良くなるから鎮痛される」という機序ではない．抗うつ薬は，下行性抑制系を賦活することでうつの改善いかんにかかわらず鎮痛効果を示す．抗うつ薬のうつの改善効果は数週間かかるのが通常であるが，鎮痛補助薬としての効果はもっと早くから出現しうる．

その一方で，実は臨床の現場では，精神科医などの専門家でないとなかなか診断できない隠れたうつが存在する．実際に，がんの進行期の患者さんの中に

も，相当数のうつや不安が強い症例が存在する．ゆえに時折，鎮痛補助薬としての効果は今ひとつでも，継続していると精神症状が緩和されて抑うつや気分の改善を認め，そこから（それらが多分に影響していた）疼痛が改善してくる場合がある．そのような場合は数週間で（抑うつの改善とともに）劇的な症状改善効果を認めることもあり，鎮痛補助薬ではあるがプラスαも期待しうる薬剤であるといえるだろう．

◆デュロキセチン使用の際の注意点

さて，抗うつ薬の中での通例最初の選択となるのが，デュロキセチン（商品名サインバルタ）である．

サインバルタ®でしばしば起きる副作用は，嘔気などの消化器症状である．消化管に存在するセロトニンの5HT₃受容体を介して出現するといわれている．嘔気はほとんどの場合，1〜2週間で改善してくるといわれているので，最初の患者・家族への説明が重要である．またガスモチン®のような消化管運動賦活薬を初期に併用することもしばしば行われている．ほかにも，眠気などの副作用がある．SNRIに限らず，三環系抗うつ薬やSSRIもみんなそうなのだが，抗うつ薬は効果より副作用が出るほうが時期が早い．したがって，そのことに対する十分な説明が必要不可欠である．そうしないと次の外来までに効果を見ずして自己判断中止となってしまう可能性があるだろう．

もう一つ注意すべきことは，急な中止で中断症候群を起こすことである．中断症候群は三環系抗うつ薬は少なく，一方でSSRIやSNRIの比較的半減期の短いもの，例えばパキシル®（半減期15時間）やサインバルタ®（半減期約12時間）などにしばしば認められるといわれている．サインバルタ®も中断症候群を起こしうるので，注意が必要である．よくある症状として，耳鳴りやしびれ，頭痛，めまいなどがある．サインバルタ®40mg/日を使用している場合は，そこからいきなり中止にせず，まず20mg/日に減量し2〜4週間みて中止すること，20mg/日からの中止でも中断症候群をきたすのならば，例えば2日に1度の内服として2週程度みてから中止する，あるいは脱カプセルで10mg/日にして2週程度みてから中止するなどの方法が行われている．

以上を踏まえて，投与を行う．鎮痛補助薬なので，全例に効果があるわけではないが，鎮痛補助薬としての効果を発揮する場合も，抑うつに対して効果を発揮する場合も有用な薬剤であることは言うまでもなく，症例があれば，ぜひ

使用していただくとよいだろう.

> ### 《サインバルタ®使用法》
> サインバルタ®カプセル20mg を朝1回で開始し，効果と副作用をみながら1週以上あけて40mg まで増量.

●プレガバリン，デュロキセチン以外の薬は？

リリカ®とサインバルタ®があれば，最近の鎮痛補助薬治療の主流は押さえているといえるだろう. ここからは，筆者が勧める薬剤をもう2つ紹介する.

◆アモキサピン

最初の薬剤がアモキサピンである. デュロキセチンの鎮痛補助薬としての効果，抗うつ薬としての効果が期待できるので，最近では処方する機会は減っている. それなので参考までにこちらは聞いていただきたい.

アモキサピン（商品名アモキサン）は，三環系抗うつ薬である. 三環系抗うつ薬は，神経障害性疼痛に一連の鎮痛補助薬の中で最も強い NNT をもっているとされる（Finnerup NB et al：Pain 150：573-581, 2010）. 最も確実な鎮痛効果を目指しつつ，抑うつの改善も期待し，かつ副作用が許容されそうな場合に適しているといえよう.

三環系抗うつ薬で最も問題になるのは，抗コリン作用である. 口の渇き，便秘，尿閉，動悸などが挙げられ，これらは投与早期より出現する. 抗コリン作用からせん妄を増悪させる可能性があるため，せん妄があるもしくは起きそうな患者には向いていない. ほかにも眠気，めまい，立ちくらみなどがある. だが，アモキサピンは他の三環系抗うつ薬に比べると抗コリン作用が弱いので，まだ使いやすい. 三環系抗うつ薬で鎮痛補助薬としてエビデンスが最も集積されているのはアミトリプチリン（トリプタノール®）であるが，アミトリプチリンは鎮静作用や抗コリン作用が強く，使用しづらい側面がある. 一方でアモキサン®は，トリプタノール®のような「鎮める」抗うつ薬ではなく，気分高揚作用が強く意欲を賦活する抗うつ薬とされている. もちろん眠気などは出現するが，トリプタノール®よりは軽く，また日中の元気さを改善することもある. また，（抗うつ効果に関しても）効果発現が比較的早いと言われており，

それも使いやすさに関係している（なぜならば，抗うつ薬は副作用が先行するため，効果が遅いと患者がつらくなってくる等から，効果が早いのは利点である）．最高血中濃度到達時間は1時間半，半減期は8時間と言われており，これも長くない．

　がんの進行期の患者は，そもそも口の渇き，便秘，排尿障害などに悩まされていることが多く，したがって，三環系抗うつ薬の抗コリン作用は無視できない障害となり得る．現在では抗コリン作用がなく，三環系抗うつ薬よりも相対的に副作用が少ないデュロキセチンがあるため，抗うつ薬の鎮痛補助薬としては第二選択となっているだろう．しかし，鎮痛補助薬としての少ないNNT，強力な抗うつ作用とそれを通した諸症状の改善効果など，まだアモキサン®ならではの力を発揮する場面はあるかもしれない．ただし私も最近はほとんど使わなくなった．

《アモキサン®使用法》

アモキサン®を10mg　分1　就眠前から開始して，1〜3日ごとに20→30→50mg と増量．

◆ミルタザピン

　さて，鎮痛補助薬としてのエビデンスは十分ではないが，鎮痛補助薬として使用できるのではないかと考えている薬剤として，ミルタザピン（商品名リフレックス）がある．

　リフレックス®は，SSRI や SNRI とはまた異なった機序をもつ抗うつ薬として使用可能となった．NaSSA（Noradrenergic and Specific Serotonergic Antidepressant）と呼ばれ，ノルアドレナリン作動性・特異的セロトニン作動性抗うつ薬という分類になる．

　作用機序は，中枢神経のα_2受容体を阻害してノルアドレナリン遊離を促進し，またセロトニン分泌を増やしつつヒスタミン受容体やセロトニン受容体（5HT$_2$，5HT$_3$）を阻害する一方で，セロトニン5HT$_{1A}$受容体への刺激を選択的に強めるとされている．

　したがって，ノルアドレナリン作用→鎮痛補助薬としての可能性，抗ヒスタミン作用→眠気，5HT$_1$作用→抗うつ効果，5HT$_2$遮断→眠気，5HT$_3$遮断→制吐

作用という作用を併せもっている．

　眠気が強いため症例によっては使用しづらいが，一方でがんの患者は睡眠障害を抱えている場合が多く（概日リズム変調などがしばしば起きている），また疼痛自体も睡眠の障害となることがある．ゆえに，むしろ副作用を主作用の一つとして使うことが可能である．

　同薬を投与している例にも，もちろん抗うつ効果を介してなのかもしれないが，神経障害性疼痛の軽減例がある．ノルアドレナリン作用があるので，理論上は下行性抑制系の賦活から鎮痛補助薬としての効果があっても違和感はない．現状では，鎮痛補助薬としてはサインバルタ®のほうが優先されようが，前述したように難治性神経障害性疼痛の患者は睡眠障害を併発しており，またそれ自体がさらに疼痛の閾値を下げるという悪循環をきたしている場合があり，元気を出す作用の抗うつ薬よりも，ある程度眠れる抗うつ薬のほうが良いケースがある．またサインバルタ®は，セロトニン作用からの嘔気が，アモキサン®も抗コリン作用からの便秘などが問題になる．がんの患者さんは嘔気がある方も多いため，嘔気を出しうる薬剤が処方しにくい．したがって，リフレックス®には，むしろ5HT$_3$遮断作用からの制吐作用があるというのは大きな強みであろう．その特性ゆえに，嘔気がある神経障害性疼痛事例にも使用しやすいといえよう．

　リフレックス®の半減期は長く，23.3 〜 32.7時間とされる．強い眠気自体は数日で軽快してくることも少なくなく，患者・家族への最初の説明が肝心である．

《リフレックス®使用法》

リフレックス®錠（1錠15mg）を7.5mg　分1　就眠前から開始して，1 〜 2週ごとに15→30mgと増量．眠気の持ち越しが強ければ就眠前ではなく夕食後投与に変更．

＊　　　　　　＊　　　　　　＊

　以上の5薬，最低でも3薬（リリカ®とサインバルタ®，リフレックス®）を，まずは使いこなせれば十分であろう．

●効果判定は？

効果判定は，鎮痛補助薬としての効果発現は一般に早いと言われているため，1〜2週間継続的に使用してもらって評価を行う．

維持量（リリカ®300mg/日，リドカイン®500mg/日，サインバルタ®40mg/日，アモキサン®50mg/日，リフレックス®30mg/日）でも何らの効果を認めなければ中止する（ただし，サインバルタ®は離脱症状には注意が必要）．もちろん増量の過程で副作用が忍容できないレベルであれば，中止せざるを得ないだろう．

アドバイスとしては，鎮痛補助薬の効果と副作用の個人差はかなり大であるということだ．また最初の数日が無効でも，ある程度の量まで増量すると，何らかの鎮痛効果が認められる場合もある．そしてまた，必ずしも全例で通常量・維持量まで増量が必要かというと，そうでもない．

とにかく反応および副作用をよく観察し，効果があるならば継続あるいは増量し，効いていないのであれば，漫然と長期投与しないことだ．

複数剤の併用については諸説あるが，単剤でコントロールできるのならば，むろん単剤で治療するべきである．逆に複数剤の投与が行われているような難しい例は，神経ブロックなど，他の手段を専門家と真剣に考えるべきだろう．

補 足

補足 1　　　鎮痛補助薬　患者説明のポイント

- 「人によって効く効かないがあるので，投与してみて反応をみる薬です」
- 「薬の種類が増えてしまうが，難しい疼痛の場合は医療用麻薬だけではなくて，他の薬剤（鎮痛補助薬）を追加したほうが良い場合があります」
- 「効果が出るには1週間くらい続けて経過をみる必要があります」
- 「（抗うつ薬の場合）○○さんがうつだから抗うつ薬を使う，というわけではないので心配しないでください．痛みに対しての使用です」

上は，患者さんへの説明の要点をまとめたものである．

補足2　　　　　　鎮痛補助薬　使用の補足

- 経験的治療にならざるを得ないため，鎮痛補助薬の使用法・使用ルールは，施設間で異なると予想される．
- 大きく分けて，①早い段階よりの併用と，②まずはオピオイドをある程度まで増量して無効なら併用，の2つの投与法がある．
- まずはオピオイドをしっかり使用することが重要．
- 投与されている内服モルヒネ換算120mg/日以上で，かつ異常感覚を伴う疼痛があり，「全然良くならない」との患者の訴えがある場合は，鎮痛補助薬を使用する．もちろん他の方法も検討する．

　鎮痛補助薬として使用できる有望な諸薬剤の上市に伴い，医療者や施設によってだいぶ鎮痛補助薬の使用法が異なっているというかつての事態は変わりつつあるが，差異はまだ存在する．緩和ケアで有名な施設は，各施設ごとにホームページで方針が掲載されている場合もあり，一度その違いをチェックしてみると面白いかもしれない．

　好みの問題だとは思うが，1にリリカ®，2にサインバルタ®，可能ならば3にリフレックス®，1と2の2薬あるいは3薬の使用に習熟すれば，一定の鎮痛補助効果を期待できるだろう．

　痛みに関してはここまでなので，痛みの治療の「べからず」集を最後に示す．

補足3　　　　　　鎮痛治療　これはダメ

- 出血性胃潰瘍・喘息・高度腎障害の患者のNSAIDs投与．極めて血圧が低い時のボルタレン®坐薬．
- がん性疼痛治療に推奨されていないペンタジン（ソセゴン®）筋注・ペンタジン®内服投与．
- 強オピオイドとペンタジン®・レペタン®の併用（作用拮抗！）．
- 強オピオイドの単回静注（ワンショット静注）・筋注．
- モルヒネをある程度の量，ある程度の時間を使用時から中止もしくは全量を一気に他のオピオイドに変更する（退薬症状の危険）．
- オピオイド無効な症例へのやみくもなオピオイド増量．

　痛みについては以上である．痛みに関しては「ステップ2」から「ステップ6」まで，たっぷりと解説を要した．次からは，他の苦痛症状について考えてみようと思う．

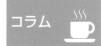

すべてはやりよう

　鎮痛補助薬を上手に組み合わせることで，驚くほど鎮痛がうまくいくことがある.

　私も50歳代の前立腺がんの骨転移痛で，硬膜外チューブ等から内服モルヒネ換算で約1,680mg/日もモルヒネが投与されていたにもかかわらず体動時痛がNRS10で，しかも体動時に痛みが必発だった症例にケタミン（商品名ケタラール）を使用し，大幅に疼痛緩和が可能だった経験がある.

　この症例も様々な疼痛緩和の治療を受けていたが，はかばかしい効果がなく，相談のうえ始めたケタラール®が著効して，在宅へ移行することができた. このような著効例があるので，鎮痛補助薬は楽しい. 痛みの治療はいろいろな方法がある. ある程度の経験を積んだら，ぜひ成書にあたってみてほしい.

　なお，インターネット上の「癌疼痛および終末期の諸症状に対する緩和医療の処方　第8版（旧名称：癌疼痛に対する麻薬性鎮痛剤の処方 第13版）」（千葉科学大学 薬学部 非常勤講師, 元 沼津市立病院 薬剤部　真野　徹 先生）というサイトがあり（http://gankanwa.life.coocan.jp），鎮痛補助薬等のことをざっと知るのにとても有益である. ぜひ参照してみてはいかがだろうか.

　ただ重要なこととして，やはり優れた専門家の手による神経ブロックの効果は鎮痛補助薬の比ではないということである.

　鎮痛補助薬でも，オピオイドを増量しても，なかなか取り除けないような難しい神経障害性疼痛は，相談できる神経ブロックの専門家を確保しておくべきだろう.

　また体動時痛の緩和が難しい骨転移痛についても，同じように，適切な疼痛緩和加療を行ってくれる放射線治療施行医と良好な関係を築くことが重要である.

　余命がある程度限られている場合はなおさら，患者の一日一日は重要な意味をもち，したがって漫然と副作用を出し続けて効きにくい治療を続けることは，してはいけないことだと思われる.

ステップ **7**

その他の苦痛症状を緩和しよう！

ステップ 7

その他の苦痛症状を緩和しよう！

がん患者の苦痛症状

- 痛 み
- 全身倦怠感
- 食欲不振
- 便 秘
- 不 眠
- 呼吸困難
- 嘔気・嘔吐
- 歩行困難
- せん妄（混乱）
- 腹 水
- 浮 腫

これらのうち，最も頻度が多い症状は？

　一口にがん患者の苦痛症状といっても様々なものがある．もちろん身体的痛みばかりでなく，患者は精神的・社会的・スピリチュアルな痛みに翻弄されることもままある．とはいえ本書では，テーマを身体的苦痛の医療的緩和に絞っているので，このままそこに絞って話を進めてゆく．

　さて，上の表についてであるが，がん患者の身体的苦痛症状としていろいろな症状が挙げられる．これらのうち最も「頻度」が多い症状は何だろうか？

　こう問うと，当然のことながら「痛み」と答える人が多い．がんと言えば痛みというくらい，それは代表的なものになっている．

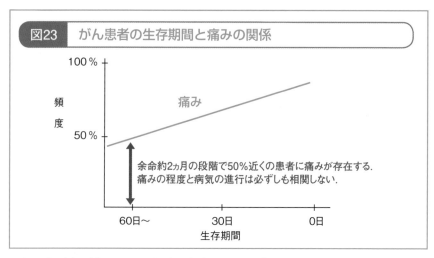

図23 がん患者の生存期間と痛みの関係

余命約2ヵ月の段階で50%近くの患者に痛みが存在する．
痛みの程度と病気の進行は必ずしも相関しない．

がんと言えば痛み，そのわけはどうしてだろうか．

　図23の縦軸はその症状が出現する頻度，横軸は余命を示している．『最新緩和医療学』（恒藤　暁 著，最新医学社，1999）の淀川キリスト教病院のデータ・グラフから作成した．右端が余命ゼロ日で，ここが死亡する日ということになる．これを見てわかってもらえると思うが，がんにおける痛みの特徴は，病の比較的早い段階から出現するということだ．ゆえに，がんと言えば痛みというイメージが一般には強い．ところが**図24**を見てほしい．

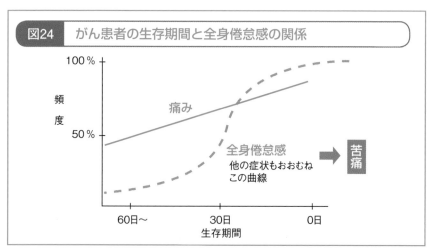

図24 がん患者の生存期間と全身倦怠感の関係

全身倦怠感
他の症状もおおむね
この曲線

苦痛

　全身倦怠感は，余命30日以内となると，頻度では痛みを逆転するのである．

　そう，実はがん患者の苦痛症状で（最終的に，余命が残り少ない患者で）最も頻度が高いものは，全身倦怠感（および食欲不振）なのである．余命2週間と2ヵ月の場合で比較すると，次のようになる．

がん患者の苦痛症状（死の2週間前）

- 痛　み　　　→ 70%（約10人に3人は痛くない！）
- 全身倦怠感　→ 90%以上！（ほとんどがしんどい）
- 食欲不振　　→ 90%以上！（ほとんどが食欲ない）
- 便　秘　　　→ 75%
- 不　眠　　　→ 60%
- 呼吸困難　　→ 50%
- 嘔気・嘔吐　→ 50%
- 歩行困難　　→ 25%
- せん妄（混乱）→ 25%
- 腹　水　　　→ 25%
- 浮　腫

がん患者の苦痛症状（死の2ヵ月前）

- 痛　み　　　→ 50%（2人に1人は痛い！）
- 全身倦怠感　→ 10%以下
- 食欲不振　　→ 10%程度
- 便　秘　　　→ 10%程度
- 不　眠　　　→ 10%以下
- 呼吸困難　　→ 10%以下
- 嘔気・嘔吐　→ 10%以下
- 歩行困難　　→ 10%以下
- せん妄（混乱）→ 10%以下
- 腹　水　　　→ 10%以下
- 浮　腫

　どうだろうか．
　死の2週間前では，あらゆる苦痛症状の頻度が高い．特に全身倦怠感・食欲不振・便秘は痛みの頻度をも上回っている．逆に痛みは，この段階でも70％で

120

ある．そう，最期まで痛みがない患者さんも，10人に3人程度は存在するといえよう．

ところが死の2ヵ月前はどうだろうか．一転こちらは痛み以外の苦痛症状の頻度は低い．問題となるのは痛みがほとんどだろう．だからがんと言えば痛み，そのようになっていると考えられるのだ．

しかし，余命が短くなってくると決して痛みばかりでなく，様々な苦痛症状が複合的に現われて，それが問題となってくる可能性があることが理解できる．

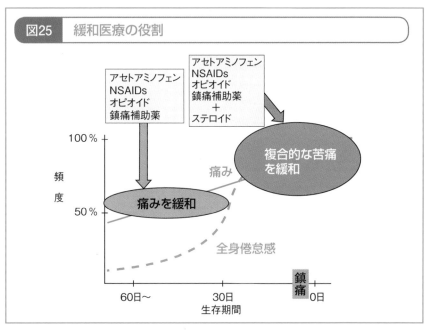

図25 緩和医療の役割

したがって，**図25**のように，緩和医療の使命は早い段階からの痛みを緩和し，死期が近づくと複合的に出現してくる苦痛症状を緩和することにある．前者にアセトアミノフェン，NSAIDs，オピオイドや鎮痛補助薬を，後者にはそれらの薬剤＋ステロイドで治療する．

なお余命が日にち単位（残り数日）と予測される場合の，身の置き所がないような苦しさには，オピオイドの効果は薄い．余命日単位の際は，積極的に間欠的な（頓用の）鎮静を行ってゆくべきだろう．

鎮静の方法

　推測余命が数日と考えられ，オピオイドをはじめとするあらゆる薬剤による緩和が困難で，身の置き所がないようなつらさ，全身の（局在がはっきりとしない）痛み，呼吸困難などを訴える場合

①　間欠的鎮静を行う

　ミダゾラム10mg ＋生理食塩水100mL を 1 時間で点滴静注

　せん妄の合併があれば
　セレネース®2.5mg ＋生理食塩水100mL を 1 時間で点滴

　点滴以外の方法では
　セニラン®坐薬（レキソタン®の坐薬）　1 個　挿肛

　①でも苦痛が持続している際に，患者・家族の意思を確認したうえで，
②　持続的鎮静を行う

　ミダゾラムを 1 mg/ 時の持続静注もしくは持続皮下注で開始し，最大 5 mg/ 時.
例えばミダゾラム注（10mg/ 2 mL）原液を持続皮下注射.

　鎮静やミダゾラムのより細かな情報は拙著『間違いだらけの緩和薬選び Ver. 3』（中外医学社，2018）に示してあるので，より詳しく知りたい方はそちらをお読みいただければと思う.

　さて，それより前の段階の話を進めてゆく.
　各々の症状について，どのように対応するのか具体的に見ていこう.

苦痛症状と薬剤

- 痛　み　　　　　→ 医療用麻薬, 非オピオイド鎮痛薬, 鎮痛補助薬, ステロイド
- 全身倦怠感　　→ ステロイド
- 食欲不振　　　→ ステロイド
- 便　秘　　　　→ 下剤
- 不　眠　　　　→ 睡眠薬, 抗不安薬, 抗うつ薬, 抗精神病薬
- 呼吸困難　　　→ 医療用麻薬, ステロイド, 抗不安薬
- 嘔気・嘔吐　　→ 制吐薬, ステロイド, 抗不安薬
- せん妄（混乱）→ 抗精神病薬
- 胸水・腹水　　→ 利尿薬, ステロイド
- リンパ浮腫　　→ リンパドレナージ ＞＞＞ 利尿薬

　先ほど挙げた（p.117）がんの苦痛症状の表に，こういう薬剤が症状を緩和するというものを書き込んだものである．見てもらえればわかるが，ステロイドが広い領域で効果を示している．

苦痛症状と薬剤

　さて，それぞれの具体的処方例を見ていきたい．

　以下には，このような苦痛の時はこのような処方例が望ましい，また，それを選択する根拠などをごく簡単に述べる．詳細は成書を参照してほしい．

● **全身倦怠感の緩和**

全身倦怠感の緩和

【ステロイド】
- リンデロン®　2 ～ 8mg（通常 4 mg/ 日程度）
- 死の 2 ～ 1 週間前になると効果が低下・消失

　実は先述したように，死期が迫った患者を苦しめるのは，ある意味，痛みよりも身の置き所のない様態の苦しさである．この症状は程度の差は大きいが，ほとんどすべての患者に出現する．症状の程度の個人差のため，さして症状緩和が必要とならない場合もあるが，一方とてつもなくしんどくて持続鎮静が必要になる患者も少数ながらいる．多くは間欠的鎮静を適切に使用することで，最後まで苦痛は少なめに経過させ得る．

　余命がそこまで差し迫っていない場合，もっとも適している時期としては，推測余命短い月単位の際には，体のだるさ（炎症性サイトカイン等様々な原因が関与していることがわかっている）に対しては，ステロイドの投与がよいだろう．ベタメタゾン（商品名リンデロン）あるいはデキサメタゾン（商品名デカドロン）2 ～ 8 mg/ 日投与の適応である．リンデロン®は，通例朝 1 回もしくは朝昼 2 回の分割投与とし，不眠・せん妄を誘発するので，原則夕方以降の投与は行わない（脳圧亢進が強い症例は，朝方の脳圧亢進を抑えるために例外的に夕方以降も投与することがある）．

　錠剤の mg 数が少ないため，服用錠数が増えるのが難点だが，錠剤が小さいので，飲むのが物理的に大変ということは少ないだろう．シロップ剤もある．

また待望のデカドロン®4mg錠も出て錠数を抑えられるようにもなった．一方，従来の0.5mg錠を使用する場合は錠数の多さから，むやみやたらと処方しているように患者・家族には感じられる場合もあるので，丁寧な説明が必要である．副作用についても同様である．「ステップ1」を再度参照してほしい．なお余命1，2週間以内になると，ステロイドの全身倦怠感改善効果は通例失われ，予測される予後の短さを医療者に予告することとなろう．またそのような予後が極めて短い時期に使用しても効果は薄い．

　一方で長期投与になると，ミオパチーからより倦怠感が増えることがあるので，原則として推測予後が短い月単位以下の事例に対して使用することが肝心であろう．

●食欲不振の緩和

食欲不振の緩和

【ステロイド】
* リンデロン®　0.5〜4mg
* 死の2〜1週間前になると効果が低下・消失

　次に食欲不振の緩和である．

　食欲不振の頻度も，全身倦怠感と負けず劣らず高い．余命が迫ってくればある意味必発といえるであろう．

　炎症性サイトカイン，神経内分泌機能障害等，様々な原因の影響が指摘されている．特にがん終末期においては，高度に進行したがんに由来した改善困難な症状であるといえよう．「頑張って食べる」といった精神論では，とても対応不可能なものであり，また腫瘍により分泌される物質による異化亢進が本態であるため，たとえ栄養学的に十分な量の高カロリー輸液をしたとしても状態の改善に寄与することはわずかであり，食事を無理強いするのは患者にとって苦痛となるので注意を要する．

　ADL（日常生活動作）低下も悪液質の結果として，がん終末期の患者にはある意味必発なのだが，これを食欲不振のせいに帰するあまり，無理に食事を摂ろうとして達せず，絶望する患者・家族が少なくない．

　本来，悪液質ががんの終末期には必然的に起こるため，ここからどれだけ（たとえ中心静脈栄養などを行って）栄養を入れようとも，患者の状態ひいて

は ADL や QOL の上昇が望むべくもないことは，これらの患者を何例か経験すればわかるはずである．だが，なかなかこれを理解していない医療者も少なくはなく，また患者や家族の何割かは当然これを知らない．

　そのため，食べることに固執して心身が苦しめられるという事例が後を絶たない．

　「無理して食べても体力の改善は難しい」と患者に直接言うのは酷な場合もあり，思いを傾聴しながらも妥当な目標設定を促すのが医療者として適切な態度であると考えられる．強制栄養したとしても，それが生命を延ばすという明確なエビデンスもなく，むしろ輸液過多で浮腫の原因となったりすることもよくある．余命が差し迫ってくる週単位の食欲不振に対しては，「好きなものを好きなだけ摂りましょう」「量が少なくても（予後を大きく変えないので）問題なし」「食べることが心身の苦痛にならないことが大切」と伝え，経過観察をすべきである．

　ステロイドは，余命が差し迫るまでは一般に食欲不振に効果がある．短い月単位程度の段階から始めるとよい．使用の注意は，全身倦怠感と同じく「ステップ1」を参照してもらいたい．なおステロイドの使用で食欲不振はある程度改善されても，体重増加につながることは少なく，中長期投与でのミオパチーはむしろ筋力低下を誘発しうる．とりわけ中期間以上の投与（2～3ヵ月よりも長い投与）になる可能性があるならば，リンデロン®やデカドロン®よりもプレドニゾロンを選択したほうがよいだろう．

●便秘の緩和

便秘の緩和

【緩下剤＋大腸刺激性下剤】
- マグミット®（あるいは酸化マグネシウム）　1～1.5g/日　分3　毎食後
- ラキソベロン®液　5滴　分1　就眠前
　　下記の使用法で調整する．
　　・便が出なかった場合→5滴増量する
　　・便が出た場合　かつ　通常便の場合→前夜と同じ量で継続
　　・便が出た場合　かつ　便がかなり軟らかくなった場合→5滴減量
　　・便が出た場合　かつ　明らかな下痢便となった場合→中止し，下痢便が止まったら元々投与していた量より5滴減量して再開
　　　※注意！　1日便の回数が多かったからといって中止しない．便の性状が重要．

　便秘も多い症状である．臥床しがちの生活となることもあり，多くが便秘となり，それは最期まで持続する．

　基本的には便が硬くなるうえに，腸の蠕動も低下する．そのため対策としては，緩下剤に大腸刺激性下剤を加えることになるだろう．

　各々使い慣れた薬剤があると思うので，それを使用すれば良いが，緩下剤なら錠剤のマグミット®，大腸刺激性下剤は量調整に便利なラキソベロン®内用液がよい．高齢者や腎機能障害のある人は，酸化マグネシウム製剤での高マグネシウム血症リスクがあり，注意が必要である．

　その人の健康な時の排便頻度に近づけるように努力はするが，画一的に無理矢理便を出させるというようにはならないように気をつけたい．

　緩下剤と大腸刺激性下剤を使用しても便秘が改善しなければ，新レシカルボン®坐薬やグリセリン浣腸等を使用する．また硬結便が直腸内に充満していることもあるので，便秘が改善しなければ摘便も考慮する．

　見逃されやすい症状であり，特に「ステップ3」（p.46 〜 47）で言及したように，下痢と表現される便秘があることにも注意する．

　新薬も新たに使用可能となったため，次にまとめた．

・医療用麻薬使用中………まずスインプロイク
・吐き気を出したくない…アミティーザ以外
・腹痛を出したくない……グーフィス以外（リンゼスが最適か）
・効果重視………………グーフィス

・ルビプロストン（アミティーザ）…下痢（30％）と悪心（23％）が多い．腹痛は少なめ（6％）．初回投与開始24時間以内の自発排便は58.1％．空腹時使用だと，吐き気が出やすいので注意．
・リナクロチド（リンゼス）…下痢（11.6％）．悪心は1％未満．腹痛は1〜5％未満．腹痛の緩和効果は優れている．初回投与開始24時間以内の自発排便は，0.5mgで65.8％．食後内服だと下痢になりやすいので食前．
・エロビキシバット（グーフィス）…腹痛（19.0％），下痢（15.7％），下腹部痛と腹部膨満が5％以上．腹痛が初期に出やすいと言われている．悪心は，1〜5％未満．初回投与開始24時間以内の自発排便は，85.5％．食前使用．

・ナルデメジン（スインプロイク）…オピオイドを使っていないケースには
適していない．下痢が5％以上，腹痛や悪心は1〜5％未満．食前・食
後ともに使用可能．

●不眠の緩和

不眠の緩和

【不安/せん妄/うつ症状の有無をチェック】

- ブロチゾラム（0.25mg）　　0.5〜1錠　分1　就眠前
- ルネスタ®（1mg）　　　　　　1錠　分1　就眠前
- マイスリー®（5mg）　　　　　1錠　分1　就眠前
- セニラン®坐薬　　　　　　　1個　分1　就眠前
- セロクエル®　　　　　12.5〜25mg　分1　就眠前
- リスペリドン　　　　　0.5〜1mg　分1　就眠前
- リフレックス®　　　　7.5〜15mg　分1　就眠前

　不眠も多くの患者に認められる．

　不眠は「どのような不眠なのか」，それを把握するのが重要である．不眠だ
からといって短絡的に，ブロチゾラムやマイスリー®，ハルシオン®を処方す
るのは避けたい．

　まず不眠の型を以下のように分類する．①入眠障害（つまり寝つけない），
②中途覚醒（つまり途中で起きてしまう），③抑うつ症状がある患者の不眠，
④不穏・せん妄を伴う不眠，である．それぞれについて説明する．

　①の入眠障害は，最も一般的な不眠である．寝つけないうちにどんどん時間
が経過してしまい，結局寝るのが深夜か明け方になってしまうような場合であ
る．

　このような場合は，効果発現が速やかな「超短時間型」あるいは「短時間型」
の睡眠薬を使用するとよい．「短時間型」より効果発現が速やかな「超短時間型」
の睡眠薬は持続時間も短いため，途中でもうろうとした状態のまま覚醒してし
まうこともありうるので，一定の注意は必要である．

　ブロチゾラムは「超短時間型」よりは長く効くために，寝つけないのが訴え
としてあるが，実は中途覚醒も混じていることが多いがんの患者の睡眠障害に
おいては，使いやすい印象がある．

《入眠障害への処法例》

下記のどれかを選択し，

　ブロチゾラム（0.25mg）　　　　　0.5 〜 1 錠　分1　就眠前

　ルネスタ®（1 mg)　　　　　　　　1 錠　分1　就眠前

　マイスリー®（5 mg)　　　　　　　1 錠　分1　就眠前

中途覚醒時に頓用で

　ルネスタ®（1 mg）の半錠（0.5mg）か，マイスリー®（5 mg）の半錠（2.5mg）を追加するという方法もある．

　なおブロチゾラムは，ベンゾジアゼピン系の睡眠薬で，最高血中濃度到達時間は約1.5時間で，半減期は約 7 時間である．

　ルネスタ®とマイスリー®は，非ベンゾジアゼピン系で，ルネスタ®の最高血中濃度到達時間は0.8 〜 1.5時間，半減期は4.83 〜 5.16時間，マイスリー®の最高血中濃度到達時間は0.7 〜 0.9時間，半減期は1.78 〜 2.3時間とされている〔なお高齢者の場合，添付文書によるとルネスタ®は，半減期が64％延長（平均69歳），マイスリー®は，最高血中濃度到達時間は1.8倍，半減期は2.2倍になる（平均75歳）と記されている．高齢者への投与は，超短時間型も超短時間型ではなくなるので，注意が必要である．これはすべての睡眠薬の高齢者への投与で注意すべきことである〕．

　次は，②の中途覚醒の場合である．

　通常，健常人の早朝覚醒には，「中間型」の睡眠薬を処方する．例えばロヒプノール®やベンザリン®などが代表的な薬剤である．しかしながら，進行期のがん患者は，代謝が遅延していることも少なくないために，「中間型」およびそれより長い時間作用する睡眠薬を使用すると，翌朝まで持ち越されてしまうことも稀ではない．したがって，進行期がん患者においては，中途覚醒の場合でもブロチゾラムやルネスタ（半減期が 5 時間あるため）でまずは対処してみるのがよいかもしれない．それで効果が弱いならば，ブロチゾラムを漸増するという方法があるだろう（もちろん前述のように，少量の超短時間型を中途覚醒時に追加するという方法もある）．

　いずれにせよ体力が非常に衰えた患者の場合，健常人からは考えられないような薬物動態を示すことがあるために，半減期が長い薬剤の使用は注意して行うべきである．

ブロチゾラムは，本来短時間型の睡眠薬であるが，高度進行がんの患者においては，中間型あるいは長時間型と呼んでも差し支えのない奏効時間を示すこともある．ゆえに，まずは②のタイプもブロチゾラム投与で様子をみるのでよいと思われる．それでうまくいかなければ，ロヒプノール®やベンザリン®を少なめの量で試行してみるとよいだろう．

③の抑うつ症状がある不眠の場合はどうするか．

がん患者の抑うつ症状は気をつけていないと，なかなかわからないこともある．身体の症状や，イライラするという表現などが中心で，わかりづらいことも多いので注意が必要だ．不眠のタイプとしては早朝覚醒のパターンをとることが多いとされている．うつが合併している時は，なかなか一般の睡眠薬が奏効せず，逆にそこ（頑固な不眠）を端緒として疑われることもある．

先述したリフレックス®が，うつによる不眠には適している．ただ，リフレックス®単独で寝つけないような場合は，超短時間型や短時間型の睡眠薬を併用する．

《抑うつ症状のある不眠への処方例》

リフレックス®錠（1錠15mg）を7.5mg　分1　就眠前から開始して，1～2週ごとに15→30mg と増量．眠気の持ち越しが強ければ，就寝前ではなく夕食後投与に変更．

---

④のせん妄を伴う不眠の場合は，ブロチゾラム等のベンゾジアゼピン系などの一般的な睡眠薬はむしろ不適切である．というのは，これらのマイナートランキライザーは，せん妄時には症状を増悪させる可能性があるからである．ゆえに，せん妄で不眠の場合は，抗精神病薬を使用したほうがよい．

せん妄を伴う不眠の場合，第一選択薬は，糖尿病がなければセロクエル®（糖尿病があればリスペリドン）である．これは，従前よく用いられていたセレネース®と比較して，錐体外路症状が少ないため使いやすい（起こらないわけではないので注意）．リスペリドンは液剤があるために，飲み物と一緒に含んでもらうこともできる．鎮静作用としては，抗ヒスタミン作用があるため，リスペリドンよりセロクエル®のほうが強く，不眠の改善には適している．

暴れたりするなどして，経口が困難な場合は，セレネース®の点滴静注あるいは持続静注や持続皮下注が考えられる．

もっとも，直接的に睡眠をもたらす効果は，ベンゾジアゼピン系のほうが強

いため，推測される予後が短い時，混乱が強くて安静を保てない場合は，ベンゾジアゼピン系の併用（例えばミダゾラムの点滴使用）をせざるを得ない場合もある．その際は，抗精神病薬を使用しながらミダゾラム等を使用することとなろう．

《せん妄を伴う不眠の場合》

糖尿病がなければ
セロクエル®　　　　　　　　12.5 〜 25mg　分１　就眠前

糖尿病があれば
リスペリドン　　　　　　0.5 〜 1 mg　分１　就眠前

※中途覚醒時に同量を追加可.

以上のように，一口に「不眠」と言っても，いろいろな種類があることが理解いただけたであろうか．それぞれの不眠のタイプに対して，それぞれに奏効する適切な薬剤を選択したい．

●呼吸困難の緩和

呼吸困難の緩和

【医療用麻薬/ステロイド/抗不安薬】
　　MST ＝ Morphine/Steroid/Tranquilizer
呼吸数が多い or 咳嗽が多い場合
• モルヒネ錠（10mg）　１錠 or オプソ®（5mg）　１包　頓用
発作性呼吸困難 or 不安が多い場合
• コンスタン®（0.4mg）　0.5錠　分１　頓用
• ワイパックス®（0.5mg）　１錠　分１　頓用
• セニラン® 坐薬 or セパゾン®（内服）or ドルミカム®（10mg を1時間で点滴. 皮下点滴も可）
• リンデロン®　4 〜 8 mg（内服もしくは１日１回朝に点滴）

呼吸困難の緩和も，緩和ケアにおいては重要である．
呼吸困難の緩和法は，MST（MS コンチン錠の略称）と覚える．

Mは，モルヒネのMである．

モルヒネをはじめとするオピオイドは呼吸困難の緩和に重要であるが，特にがんの患者に対してもモルヒネの呼吸困難への効果はほぼ確立している．

「酸素化が悪い事例」にはあまり適していないことが指摘されている．また「意識レベルが低い事例」「呼吸数が少ない事例」についても，適していないとされる．すなわち最終末期の呼吸困難には適していない．もっと早い段階の呼吸困難に適しているといえよう．鎮咳作用もあるので，咳嗽がある事例にも向いている．

モルヒネの投与は，通常痛みに使用するより少ない量で奏効することが多いため，初期開始量としては，頓用ならばオプソ®5mgの内服で十分であり，持続投与ではMSコンチン®の最小量である20mg/日・分2でよいだろう．もちろん，便秘や嘔気・嘔吐の出現には留意する．

Sは，ステロイドのSである．

メチルプレドニゾロンなどを使用すれば，比較的速やかに効くこともあるだろうが，基本的にはステロイドの効果は，モルヒネと後に述べるベンゾジアゼピン系薬ほど効果発現は早くないと理解しておくべきだ．つまり頓用的な，速効性を期待した投与にはあまりそぐわない．

がん性胸膜炎の炎症改善を介して胸水症状の改善を図れたり，あるいは腫瘍やリンパ節転移の周囲浮腫の軽減から気道の圧排を軽減したりするなどの効果が期待される．余命が短い月単位の場合に，上記のような病態を原因とした呼吸困難がある場合は適応があろう．リンデロン®（もしくはデカドロン®）4～8mg程度が使用量となる．

最後のTは，トランキライザーのTである．ここでのトランキライザーは，メジャートランキライザーではなく，マイナートランキライザーだ．つまり，ベンゾジアゼピン系抗不安薬に代表される．

ベンゾジアゼピン系薬単独でのエビデンスは十分ではない．モルヒネなどオピオイドの補助的役割を占めるだろう．

とはいえ，呼吸困難の患者は強い不安がベースにある例が散見され，抗不安薬が劇的に奏効することがある．従前いわれていたのは発作性の，パニック様の呼吸困難に関してはよく奏効するとされていた．しかしながら，高度の低酸

素血症をきたせば，誰でもパニック様になり得るので，混同してはならない．

　短時間型のベンゾジアゼピン系抗不安薬は，切れ味こそ良いものの，反復投与が必要になったり，依存を形成しやすかったりなどの不利益もある．最近は，中間型の抗不安薬が推奨されている．具体的にはアルプラゾラム（商品名コンスタン）やロラゼパム（商品名ワイパックス）がよく使用されている．

　経口可能な場合は，これらをまず頓用で使用する．もっとも，呼吸困難が強ければ内服困難な場合も少なくないので，実行可能なら，ロラゼパムを舌下したり，セニラン®坐薬を使用したり，点滴でミダゾラムを使用してうとうとさせることで呼吸困難を取り除いたりする場合もある．とにかくこのような呼吸困難の場合は，患者の苦痛も甚大だと考えられるため，ミダゾラム（ドルミカム®）の点滴静注（10mgを1時間で点滴する．皮下点滴でも可）を躊躇するべきではない．

　抗不安薬を定時投与するならば，私自身は半減期が長いセパゾン®を1mg 1日2回（2mg/日）で開始して漸増することが多い．一般的にはアルプラゾラム（0.4mg）の1〜3錠/日・分1〜3の定時投与や，ロラゼパム（0.5mg）1〜3錠/日・分1〜3の定時投与などが推奨されている．

　呼吸困難はがんの様々な苦痛症状の中でも，痛みと並んで緊急対応が求められる急激な増悪があり，実際臨床の現場で遭遇することも多いであろう．ぜひこの「MST」を覚えておいて，3剤を上手に使って患者の呼吸困難の緩和を目指してほしい．

●嘔気・嘔吐の緩和

嘔気・嘔吐の緩和

【制吐薬/ステロイド/抗不安薬】
- メトクロプラミド（5mg）　　　1錠　頓用
- ナウゼリン®坐薬（60mg）　　　1個　挿肛
- オランザピン　　　　　　　　　2.5mg
　もしくはペロスピロン　　　　　4mg
- リンデロン®　　　　　　　　　4〜8mg

- アタラックス®P　　　　　　　25mg　内服 or 点滴
- セニラン®坐剤　　　　　　　　1個　挿肛
- （高度な場合）ドルミカム®　点滴静注（頓用. 10mg を 1 時間で, 皮下点滴可）

嘔気・嘔吐（以下, 嘔気）もよく見かける苦痛症状である. 嘔気も原因に応じて対処法は異なる.

とはいえ, オピオイドが原因による嘔気でない場合は, まずはメトクロプラミドやナウゼリン®など一般的な制吐薬で対処してよいと考えられる. 飲める場合はメトクロプラミド, 飲めなければナウゼリン®坐薬を使用する. これらの薬剤は, 胃や腸管の運動を改善して, 胃や腸管を動かして嘔気を取り除く. 胃腸管運動にまつわる嘔気は, 食後に訴えられることが多く, あまり食事と関係しないで嘔気が出現する CTZ（化学受容器トリガーゾーン）由来の嘔気や, 体動とリンクした嘔気を訴える前庭器由来の嘔気とは異なる.

腸閉塞に至っているような場合の嘔気は, オクトレオチドの投与を考慮する. オクトレオチドは持続皮下注が可能なので, 原液0.15mL/ 時＝3.6mL/ 日＝360 μg/ 日程度を投与する. リンデロン®やメトクロプラミドと混注すると配合変化するので, 可能ならば単独ルートで投与する. 持続静注も一応可能である.

オピオイドに伴う嘔気の場合は,「ステップ 3」で述べたようにオランザピン, リスペリドン, ペロスピロン等で対応する. CTZ を介するものと, それより頻度は少ないが前庭器由来のものがあり, 特に前者の場合は上記薬剤の適応である.

余命が月単位と考えられる症例では, リンデロン®を使用してよい. 抗がん剤の嘔気対策にデカドロン®が繁用されるように, ステロイドは嘔気の対策としても有効である. さらに, 腸閉塞などの閉塞症状も改善する可能性があるため, 腸管の狭窄・閉塞が存在する場合にも, ステロイド投与の適応がある.

めまいを伴うような場合など, オピオイド由来の嘔気でも CTZ ではなく, 前庭器を介した嘔気が出る場合がある. 問診で, 特に「めまい」の併存や, 体動時の嘔気の増悪がないかどうかを聴取するのが重要である. 前庭器由来の嘔気が疑われれば, アタラックス®P の内服・点滴の施行を行う. またアタラックス®P は, 抗コリン作用を介したせん妄の増悪が危惧されるので注意が必要である. ほかにも, クロルフェニラミン（商品名ポララミン）やトラベルミン®などが使用される.

　嘔気があまりに高度な場合は，うとうとさせることで苦痛を取り除くしかない場合もある．そのような時には，レキソタン®の坐薬であるセニラン®坐薬の挿入や，嘔気が高度でいたたまれないような場合は，一度ミダゾラムの点滴静注（頓用）で一時的に鎮静する方法もある．予後が短い週単位以下の場合は，中枢性制吐薬もステロイドも無効の嘔気がしばしば出現し，これらはセニラン®坐薬やミダゾラムでの対応しか有効策がない場合もある．

●せん妄・混乱の緩和

> ### せん妄・混乱の緩和
>
> 【抗精神病薬】
> * セロクエル®　　1回12.5～25mg　分1～2
> * リスペリドン　1回0.5～1mg　分1～2
> * セレネース®注　2.5～5mg　点滴（頓用）
> * （高度な場合）ミダゾラム　点滴静注　頓用（10mgを1時間で，皮下点滴可）

　せん妄もなかなか難渋する症状の一つである．終末期がん患者の3～4割に合併し，死亡直前においては9割がせん妄の状態にあるともされる．

　せん妄に対しては，第一選択はセロクエル®，リスペリドンの内服であろう．

　内服が困難な場合は，セレネース®を点滴静注（頓用）する．

　せん妄があまりに高度で，セレネース®で全く症状を抑えきれず，それこそ安静が保てないほど暴れたりするような場合には，ミダゾラムなどで一時的に鎮静せざるを得ない．

　とはいえ，せん妄時はベンゾジアゼピン系薬がせん妄を増悪させる可能性があることから，ミダゾラム単独で鎮静を図ろうとせず，まずはセレネース®を使用するべきだろう．

　このような簡単な記載では語り尽くせないのが，せん妄のマネジメントである．患者さんへ融和的に接して，否定しないなどの非薬物的な対応が重要なのは言うまでもない．病院でもアットホームな雰囲気がつくれれば，せん妄の増悪を抑えられることもあるし，患者が環境に慣れてくれば，次第に収束してくることもある．一般に，在宅移行すると軽減・消失することもあるため，病院で薬物治療でのマネジメントに注力しすぎて退院のタイミングを逸しないようにする．

●胸水・腹水の緩和 ━━━━━━━━━━━━━━━━━━━━━━━━━━━━

胸水・腹水の緩和

【ステロイド/利尿薬】
• リンデロン®　1〜4mg
※胸水穿刺や胸水ドレナージなく管理も可能

　胸水・腹水に関しても，推測余命が短い月単位ならばステロイドを使用することが検討される．腹水は，単独ステロイドでマネジメントするのは難しいが，胸水の場合は，穿刺回数を減らせることがよくある．利尿薬のがん性胸水・がん性腹水への効果はあまり望めない場合も少なくない．

　とにかく臨床家には，一度ステロイドを胸水・腹水に対して使用してもらいたい．繰り返しになってしまうが，私はステロイドを使用するようになって，余命月単位の事例で胸水穿刺が必要になったことはないし，最期まで穿刺なしで管理できている．有効性を示唆したエビデンスが出てこないのが不思議である．

　腹水の場合は，胸水よりは多少確率は下がるが，それでも患者の自覚症状が改善することも稀ではない．もっと積極的に使用されるべきと思われる．

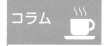

コラム　　　　　　　点滴のせいで苦痛が増えていないか？

　日本緩和医療学会が出している，「終末期がん患者の輸液療法に関するガイドライン」は，輸液治療の諸判断をする際にとても有用なものである．
http://www.jspm.ne.jp/guidelines/index.html
　また上のアドレスから日本緩和医療学会が出している「苦痛緩和のための鎮静に関するガイドライン」や「終末期がん患者の泌尿器症状対応マニュアル」，「がん補完代替医療ガイドライン」等が入手できるのだが，輸液治療に関するガイドラインは，特に終末期医療を考えるうえで有用なものだ．
　詳しくはぜひご参照いただきたいが，多くの臨床家がいかに必要十分以上の，あるいは過量の輸液をしているか，それが理解されるだろう．
　終末期がん患者の無作為化比較試験で1,000mL/日と100mL/日の輸液に

は全体的状態や全体的利益に有意差はないとされ（Bruera E et al：J Clin Oncal 23：2366-2371, 2005），また水分摂取が50mL以下の患者に輸液1,000mL/日を行った群と行わなかった群とでは生命予後に有意な差はなかった（Cerchietti L et al：Int J Palliat Nurs 6：370-374, 2000）との報告がある．また，終末期の悪液質状態は飢餓状態とは異なっているとされており，栄養補給で状態が改善されるものではない．

　終末期においては，むしろ輸液を減らしたほうが苦痛症状が楽になることがよく認められる．

　例えば胸・腹水や浮腫は，輸液を減らせば当然改善される可能性がある．気道分泌物や喀痰も減少させうる．そしてまた，腸閉塞の場合も，例えば挿入されているイレウス管（前に述べたことの繰り返しになるが，私自身は推測予後が短い月単位の腸閉塞症例をステロイド，オクトレオチド，輸液の減量の3点セットで加療してイレウス管が必要になったケースは一つもないので，挿入しないが）からの流出が多いため，輸液をどんどん増やされて紹介されてくることが，以前はしばしばあった．

　輸液が多いので腸液も増えて，流出量が多いのである．一度輸液を減らしてみれば，真実が明らかになるはずだ．

　余命が短い週単位なのにもかかわらず1日2,000mLもの輸液が行われていることもある．これではむしろ患者の状態を医療行為が悪くしている可能性がある．一方で（患者や家族の希望に則り）経口摂取がほとんどできなくなった終末期の患者に，無輸液あるいは1日200mL程度の輸液のみで経過をみても，何ヵ月も生存されることもある．

　終末期においては，概してマイナスバランスのほうが，過剰な分泌が抑制されて，患者は楽そうである．一度「終末期がん患者の輸液療法に関するガイドライン」に目を通していただいて，輸液治療について考えてみるのがよいであろう．

ステップ8

うつには本当に
注意しよう！

うつには本当に
注意しよう！

　終末期の患者には抑うつが多い．少なからず見過ごされてしまうので，油断は禁物である．重症でなくとも，軽度の抑うつ症状などは，多くの患者に認められる．

　実際，がん患者のうつ病の有病率は，全病期を通じて1～2割，適応障害を含めると3～4割，末期においては最大8割の患者がうつ病に罹患しているとの指摘がある．

　「2質問法」というスクリーニング法がある．

　「ここ最近，気分が落ち込んだり，ふさぎ込んだりすることがありますか？」
　「ここ最近，今まで楽しかったことが楽しめなく感じますか？」

　この2つの質問いずれかに該当するようであれば，うつの可能性も考えて問診を進める．

　DSM-5の診断基準では，次の［A］に示す9つのうち5つ以上が同じ2週間の間に存在し，病前との変化をきたし，少なくとも1つは，1）抑うつ気分か　2）興味または喜びの著しい減退であり，かつ［B］～［E］を満たす場合に，大うつ病と診断される．

［A］

1）ほとんど1日中の抑うつ気分
2）興味や喜びの著しい減退
3）体重減少か増加，または食欲減退か増加：1ヵ月で5％以上の体重の減

少か増加がある.

4）不眠または睡眠過多

5）精神運動性焦燥または制止：焦燥感でイライラしたり，何をするにもおっくうで時間がかかるようになったりする.

6）易疲労感または気力の減退

7）無価値感または罪責感：自分を無価値な存在と感じたり，過度に自分を責めたりする.

8）思考力や集中力の減退または決断困難：考えるのに時間がかかり，決断ができなくなる.

9）死についての反復思考

[B] 臨床的に著しい苦痛，または社会的・職業的・他の重要な領域における機能障害がある.

[C] エピソードの原因は物質や他の医学的状態による精神的な影響ではない.

[D] 統合失調症などやその他の精神病性障害で説明されるものではない.

[E] 躁病エピソードが存在したことがない.

　やってみるとわかるが，この診断基準だとがんの患者さんはほとんど大うつ病になってしまうだろう．ゆえに，可能ならば専門家を交えて判断するのが望ましい．あるいは機械的に診断基準を適用するのではなく，総合的な判断が必要である.

　私自身は，「病気の前，あるいは少し前との違い」を重要な判断材料としている．もともと明るく社交的でお話し好きだった方が，顔が能面のようになり，一言二言しか話さなくなってしまったのならば，それは明らかにおかしい．もちろん，甲状腺機能の異常や電解質異常（例えば高カルシウム血症），頭蓋内病変の除外診断などは必要だろうし，その変化に値する（原因となる）何か重大な身体的あるいは心理的・社会的事象が起きているのかどうかをしっかりと聴取する必要はある．しかし，それらが否定されてもなお，それだけの変化があるのならば，それは抑うつが疑われるべきであろう.

　うつと診断されたら，抗うつ薬を副作用に注意しながら使用するのが望ましい．実際，予想を上回って元気になる症例が少なくなく，本来の患者はこうだったのかと，見る目のなさを反省させられることも決して少なくない.

「この患者はうつなのではないだろうか？」そう疑うことはとても重要なので，ぜひ心がけておいてほしい．身体の症状しか訴えないうつやイライラが主症状のうつなど多くのバリエーションがあるので，まずは鑑別診断に挙げることが重要である．

さて，具体的な処方を説明する．詳しいところは成書を参照してほしい．

軽度の抑うつ症状の場合は，ベンゾジアゼピン系だが抗うつ効果もあるとされるアルプラゾラム（コンスタン®，ソラナックス®）を使用する．もっとも，副作用として眠気が多く認められるため，少量から始めたほうがよいかもしれない．

> ### コンスタン®錠
> - 抗不安薬だが，軽度のうつに効くとされる
> - うつに対して使える抗不安薬
> - 中時間作用型　効果は強い
> - 副作用は眠気など
> - 最高血中濃度到達時間120分，半減期14時間

コンスタン®で抑うつ症状が改善しないような場合は，抗うつ薬を開始する．

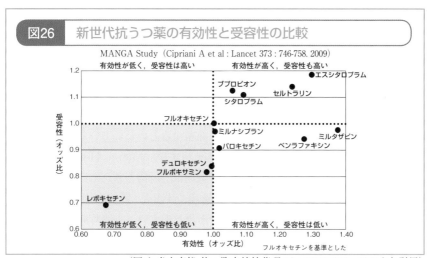

図26　新世代抗うつ薬の有効性と受容性の比較

MANGA Study（Cipriani A et al：Lancet 373：746-758. 2009）

（図は 米本直裕 他：臨床精神薬理 13：1975-1986，2010より引用）

上図等を踏まえて，以下が処方例である．

《うつに対する処方例》

●不眠が強い抑うつに（あるいは嘔気がある患者，嘔気を出したくない患者に）
　①リフレックス®　7.5mg　1錠　就眠前
　　〈1週以上の間隔をあけて，7.5→15→30mgへ増量〉

●うつ病，抑うつ状態に（ガスモチン®などの制吐薬を併用して）
　②レクサプロ®　10mg　1錠　夕
　　〈1週以上の間隔をあけて20mgへ増量〉
　もしくは
　　ジェイゾロフト®　25mg　1錠　夕
　　〈100mgまで増量可．投与法は1日1回のままでよい〉

●神経障害性疼痛合併例に，あるいは抑うつ患者の意欲改善も期待する場合に
　（ガスモチン®などの制吐薬を併用して）
　③サインバルタ®　20mg　1カプセル錠　朝
　　〈効果と副作用をみながら1週以上あけて40mgまで増量〉

内服困難な際に
　④アナフラニール®注　25mg＋生理食塩水250mLを2時間で点滴(夕方以降)

　レクサプロ®やジェイゾロフト®はSSRIに属し，その中でも忍容性で優れている．SSRIを選択する場合は，この2薬が良い適応となろう．一方で，嘔気・嘔吐の副作用の頻度は少なくない．嘔気は1〜2週間で軽減するとされているが，投与早期は制吐薬を併用するのが無難かもしれない．

　アナフラニール®は，三環系の抗うつ薬である．点滴可能なことから，内服できないような場合の抗うつ薬として使用できる．
　効果は他の三環系の抗うつ薬より早く発現するといわれている．三環系なので，副作用はアモキサン®等と同様（「ステップ6」p.109〜110参照）である．最高血中濃度到達時間は90〜240分，半減期は21時間とされている．
　一方で，アナフラニール®は，点滴速度を速くすると「随伴症状（眠気や発汗，嘔気等）が出現しやすい」「脳波異常が出現しやすい（点滴時間が長いと出現しない）」「効果持続時間が短くなる（1時間で点滴静注した場合の効果持続時間約6時間，3時間で点滴静注した場合の効果持続時間は約24時間）」などより，点滴時間は2〜3時間が推奨されている．

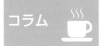

見逃されるがん患者のうつ

　20年近く前に緩和ケアを始めた頃，70歳代の末期肝臓がんの患者さんの全身倦怠感が，ステロイドを使用しても，どうしても取り除けなかったことがある.

　まだ奏効する時期と判断したのに，最期までステロイドが効かなかった.患者さんはいつも悲しそうな顔をして，言葉数も少なく，病室の天井を見つめていた.

　今から考えると，答えは明らかである.患者は，①抑うつ気分，②興味・喜びの著しい減退，③体重減少・増加，④睡眠障害（不眠，過眠），⑤焦燥，⑥疲労感・気力の減退，⑦無価値感・罪責感，⑧思考力・集中力の減退，⑨死についての反復思考（希死念慮），のうち，①〜⑨まですべてが当てはまっていた.そう，患者さんはうつ病であったのだ.

　抗うつ薬をもし使っていたら…と，今でも「後悔」している.

　今では，抗うつ薬が奏効した時の「こんなにも効くのか」という経験を重ね，抗うつ薬の力をつくづく感じている.鎮痛補助薬としても，抑うつを背景にした様々な身体・精神症状にも，睡眠薬が効かない不眠にも，そしてうつそれ自体にも，抗うつ薬はとても重宝している.

ステップ 9

余命予測をしよう！

余命予測をしよう！

余命推測・告知の技術

　余命の推測は難しい.

　精密に予測しようとしても外れてしまうことがしばしばなので，年単位・月単位・週単位・日単位・時間単位，そのように予測して伝えるとよい.

　正式な予後予測の方法として，Palliative Prognostic Score（PaP Score）やPalliative Prognostic Index（PPI）という生命予後の推定に使われる評価尺度がある.

　今回は，私が余命を推測する際に参考にする事象について，簡単に触れたい.「ステップ7」で示した2つの表（p.119）と図24（P.118）を再掲する.

がん患者の苦痛症状（死の2週間前）

- 痛　み　　　　　→ 70%（約10人に3人は痛くない！）
- 全身倦怠感　　　→ 90%以上！（ほとんどがしんどい）
- 食欲不振　　　　→ 90%以上！（ほとんどが食欲ない）
- 便　秘　　　　　→ 75%
- 不　眠　　　　　→ 60%
- 呼吸困難　　　　→ 50%
- 嘔気・嘔吐　　　→ 50%
- 歩行困難　　　　→ 25%
- せん妄（混乱）　→ 25%
- 腹　水　　　　　→ 25%
- 浮　腫

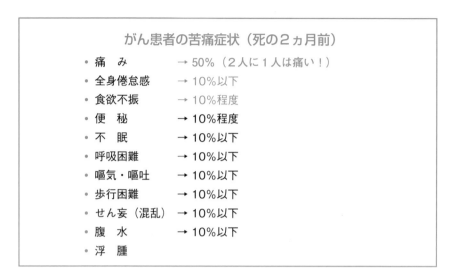

がん患者の苦痛症状（死の2ヵ月前）

- 痛　み　　　→ 50%（2人に1人は痛い！）
- 全身倦怠感　→ 10%以下
- 食欲不振　　→ 10%程度
- 便　秘　　　→ 10%程度
- 不　眠　　　→ 10%以下
- 呼吸困難　　→ 10%以下
- 嘔気・嘔吐　→ 10%以下
- 歩行困難　　→ 10%以下
- せん妄（混乱）→ 10%以下
- 腹　水　　　→ 10%以下
- 浮　腫

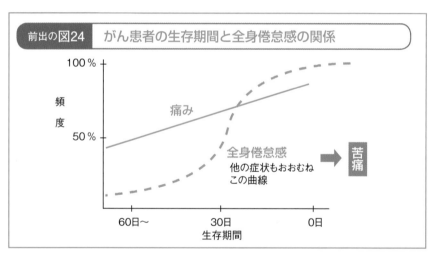

前出の図24　がん患者の生存期間と全身倦怠感の関係

　これらの図表からも明らかなように，がん患者の苦痛症状は余命が2ヵ月以内となった頃から複数出現し始めてくる．要するに，食欲不振や全身倦怠感などが出現してくれば，余命は月単位の可能性があるということだ．ただし，抗がん剤を投与中の場合はその影響もあるので，あくまで抗がん剤などの根治的治療が終了したうえで，それらの苦痛症状が出現・増悪してきた場合である．

　これらの（抗がん剤治療と関係ない，がんによる）全身倦怠感や食欲不振の

出現をもって，余命月単位と推測する．

　余命1, 2週間以内ともなると，ステロイドの効果は失われることが多いため，それを確認すれば，余命週単位から日単位へと移行してきたと推測される．ステロイドを投与している場合でなくても，余命が週単位から日単位へと移行してくるような段階となると，患者のADL（日常生活動作）が低下して，身の回りのことがほとんどできなくなってくる．それをもって短い週単位〜日単位と推測する．

　身の置き所のないだるさが出現してくる場合，つまり覚醒している時間のほとんどがつらいような状況だと，余命は日単位だと考えられる．

　意識が低下し，また気道分泌亢進が起きて喉元がゴロゴロするようだと，余命は時間単位だろう．血圧の急激な低下（末梢動脈拍動の非触知），手足が冷たくなり，サチュレーションも測れず，またチアノーゼが出現してくるような場合も，余命は時間単位だと推測される．

　ピンポイントで推測するのは困難な場合が多いが，これらの「○○単位」を使用すると，家族などに伝えやすくなるかもしれない．とはいえ経験も必要なので，多数の症例を経験して，自ら体得していくべきだろう．
　患者への余命告知は様々な理由から困難な場合が多いが，希望があれば，関わるスタッフ皆で伝え方を検討したうえで上手になされるべきだろう．なお，説明後のフォローがない告知は避けるべきだ．言って終わり，そのような何の心理的配慮もない告知はするべきではない．
　突き放して，根治的治療を諦めさせる，そのような告知も一部で行われているようだが，告知は言って終わりではない．言い方一つで，患者や家族のそれからの気持ちの持ちようが大きく変わることがある．心ない告知を行えば，それがずっと心の傷となることさえある．告知の仕方が患者・家族の運命を変えてしまうことさえある．自分がされて嫌なような告知はしないことである．
　淀川キリスト教病院の報告（『最新緩和医療学』恒藤　暁，最新医学社，p.24，1999）では，22.8％が「急変」だったとされている．また，医療者が「急」だとは思っていなくても，患者や家族にとっては急な変化であることはしばしば

経験される．それらを含めると，気持ちのうえでの急変率はかなり大きなものになるだろう．私は（経験上）「2〜3割は急な変化となる可能性がある」と家族や，希望があれば本人にも伝えておくことが多い．

ステップ 10

頓用処方指示票を活用しよう！

頓用処方指示票を活用しよう！

頓用処方指示票について

　頓用処方指示票の利用も，臨床では有用な方法であると思われるので，最後にそれを記載する．

　症状出現時のオーダーを事前に指示しておくことは，いろいろな意味でメリットがある．通例，医師は多忙で，患者のベッドサイドに長い間留まることが困難なため，実は最も患者の現状を把握しているのが医師ではなく看護師であったり，そのような時に毎回医師にPHSや電話にて対応確認していると結果的に患者が症状に苦しむ時間が長くなってしまったりするなどの問題がままある．この方法は，それらの諸問題の一解決策となる．

　以下に例を挙げる．私は，次のような指示書を使用している．

ルーチン指示

★疼痛時
・ロキソニン錠	1錠	内服
・ボルタレン坐薬(25mg)	1個	挿肛
・ロピオン注	1管	＋
生理食塩水	20mL	緩徐に静注

★不眠時
・ブロチゾラム錠	1錠	内服
・セニラン坐薬	1個	挿肛

★せん妄時
・セロクエル錠(25mg)	半錠	内服
・リスペリドン錠(液)	0.5mg	内服
・セニラン坐薬	1個	挿肛
・セレネース注	1管	＋
生理食塩水	100mL	点滴静注

★嘔気(嘔吐)時
・メトクロプラミド錠	1錠	内服
・ナウゼリン坐薬(60mg)	1個	挿肛
・セニラン坐薬	1個	挿肛
・メトクロプラミド注	1管	静注または筋注

★発熱時
・カロナール(200mg)	2錠	内服
・ロキソニン錠	1錠	内服
・ボルタレン坐薬(25mg)	1個	挿肛
・ロピオン注	1管	＋
生理食塩水	20mL	静注

★呼吸困難時
・コンスタン(0.4mg)	半錠	内服
・ワイパックス(0.5mg)	1錠	内服(舌下も可)
・セニラン坐薬	1個	挿肛

★全身倦怠時
・セニラン坐薬	1個	挿肛

※状況に応じて上記処方のいずれも使用可

頓用処方指示票

患者氏名　　○山○夫

疼痛時	4 ／25	／	／
	①R ②オプソ5mg 1包内服		
不眠時	4 ／25	／	／
	R		
せん妄時	4 ／25	／	／
	R		
嘔気時	4 ／25	／	／
	R		
発熱時	4 ／25	／	／
	R		
気道分泌亢進	4 ／25	／	／
	R		
呼吸困難時	4 ／25	／	／
	①R　②ミダゾラム ＋生食100㎖点滴		
全身倦怠時	4 ／25	／	／
	R		
		／	／
		／	／

「R」はルーチン表を参照

　医師は患者の状態を勘案し，この指示票に青字のように書き込む．

　「R」はルーチンの意味である．

　患者が痛みを訴えた場合，看護師は「疼痛時」に書いてある通りに薬剤を選択して投与する．

　例えば，例示してある図では，①がR（ルーチン）となっているので，疼痛時のルーチンを見ると，「ロキソニン錠1錠内服，ボルタレン坐薬（25mg）1個挿肛，ロピオン注1アンプル＋生理食塩水20mL緩徐に静注」と書いてある．看護師は患者に尋ねて，この中から一番よい投与経路を選択する．

経口ができるならばロキソニンの内服がよいだろうし，経口が難しいならばボルタレンの挿肛かロピオンの緩徐静注を選択する．

このように，ルーチンに示してある薬剤から選択して投与し，しばらく様子をみる．

それでも効果がなければ，②の薬剤を使用する．指示票を参照すると，②はオプソ5mg1包である．したがって，オプソを服用してもらう．

このように事前指示を出しておくのである．「それぞれの症状の時に，このように対応する」というのが事前に指示出しできるので，患者・家族および医療者にとってもメリットがある方法だと思う．

指示を変更する時は，前の指示に斜線を引いて消して，横隣の枠に新しく指示出しをした「日付」と「新しい指示」の内容を書き込む．

患者の状態が変われば，当然それに応じて指示も変えるべきなので，適宜変更して，常に最良の指示票となるようにアップデートしてゆく．ちなみに，ルーチン指示書の中にその患者にとって禁忌となる薬剤が含まれている時には，ルーチン指示書の当該薬剤を二重線を引いて消しておく．

この方法を使えば，薬剤のレスキュー使用が円滑となり，病棟の患者のコールを受けてからの対応時間が短縮されるはずだ．ぜひ一度，この方法を試してみてもらいたい．なお在宅医療においても，患者・家族に頓用指示をp.155の指示票のようなものを用いて明示すると安心につながる場合がある．

緩和医療の母といえるのは，イギリスの故シシリー・ソンダース医師であるが，彼女が（かの有名な聖クリストファーホスピス創設以前の）早い段階から行ったことに，医療用麻薬の経口定時投与と，看護師に痛みのコントロールについてある程度の裁量権を与えたことがある．看護師にも裁量権を与えて，ある程度の与薬を可能にする．これが50年以上も前の話である（！）．

彼女の先見性に驚嘆せざるを得ない．医療用麻薬の経口定時投与は，今や世界の常識となったが，後者については（医療機関による差異があるものの）未だ難しい状況かもしれない．

今回掲載した頓用処方指示票は，後者を可能にするものである．活用すれば，多くのメリットがもたらされると思うので，一考してみていただきたい．

おわりに

　私は研修医の時，恩師に「たくさん患者さんを診て，たくさん患者さんを看取った医者が，良い医者だ」と教えられた．そしてまた，「医者の先生は患者さんなんだ．患者さんの姿からたくさん学ばせてもらいなさい」とも．

　臨床は，知識を学んだ後は，基本的に実践あるのみと思う．書籍などで学んだことを実際に患者さんに対して行い，そこから学ぶという姿勢が重要であることは，読者の皆さんも実践していることだと思う．

　本書では，心理的な問題の解決にはあまり触れなかった．あくまで身体的苦痛の軽減のための「世界一簡単な緩和医療の実践書」を目指した．

　しかし，緩和医療を行えば，患者さんの身体的苦痛は大きく取り払われ，結果として，患者さんの様々な精神的苦痛あるいは社会的苦痛や「生きる意味の揺らぎと問い」の問題と向き合うことになるだろう．痛みや苦しみにさいなまれていては，患者さんは他のことを考える余裕がない．まず身体的苦痛を取り除くことで，患者さんはより根源的な問題を考える機会を得，医療者はその新たな問題と向き合う患者さんを支えることになる．

　ただ，緩和医療が全人的苦痛，つまり身体的のみならず，心理的痛み・社会的痛み・スピリチュアルペインすべての緩和を目指していることを忘れてはならない．答えが出ない問題も多いが，最後までしっかりと支えるという姿勢が重要である．そして医療者にとっても，身体的問題以外にもしっかりと目を向けることで，また多くの学びを得るのではないかと思う．

　緩和医療の引き算の側面にも，しっかりと目を向けなければいけない．つまり，患者を苦しめ予後を短くする可能性がある治療や処置を控えるというのも，立派な緩和医療であり，時に薬剤の使用よりもそちらのほうが重要になることも少なくない．輸液の減量や不要な管の抜去で劇的に心身の状態が良くなることも稀ではないのだ．

　「それが患者さんの苦痛を増すのか，緩和するのか」

　一つ一つの医療行為に関して，メリットとデメリットをしっかりと勘案して，可能な限り患者や家族とコミュニケーションを図りながら，何が患者にとって

最善なのかを悩み，考え，ともに選び取っていくべきだろう．

　最近，緩和医療とことさら意識しなくとも，すべての苦痛がある患者さんに症状の緩和が図られるようになったら…そう思うようになった．「緩和医療」という言葉がなくても，当然のようにすべての科の医療者が，すべての患者さんの苦痛を取り去るように，原因治療と並行して行うように努めたら．緩和医療がすべての医療行為の礎となり，一体化して，誰もが普通に緩和医療を行える，それが究極の形だと思う．もちろん，それでも対処が難しい例はたくさんあろう．そういった場合は気兼ねなく緩和医療の専門家と相談してもらいたいと願う．本書に書ききれなかった様々な技術や経験を活かして，きっと力になってくれるはずである．

　どうかぜひ本書を使って実際に緩和医療を行い，苦悩する患者さんのつらさをできるだけ軽くしていただきたい．私は引き続きそれを臨床家に強く願うものである．
　最後まで読んでいただき，ありがとうございました．

大津　秀一

参考文献

- 『系統緩和医療学講座　身体症状のマネジメント』　恒藤　暁. 最新医学社, 2013
- 『緩和治療薬の考え方，使い方』　森田達也 著，白土明美 編集協力. 中外医学社, 2014
- 『がん疼痛の薬物療法に関するガイドライン 2014年版』　日本緩和医療学会 緩和医療ガイドライン作成委員会 編. 金原出版, 2014
- 『専門家をめざす人のための緩和医療学』　日本緩和医療学会 編. 南江堂, 2014

- 「最新緩和医療学」　恒藤　暁　最新医学社　1999
- 「緩和ケアマニュアル」　淀川キリスト教病院 編　最新医学社　2007
- 「がん疼痛治療のレシピ」　的場元弘　春秋社　2006
- 「がん疼痛緩和ケア Q&A—効果的な薬物治療・QOL の向上をめざして」　加賀谷肇，的場元弘，田中昌代　じほう　2006
- 「がんの痛みからの解放—WHO 方式がん疼痛治療法」　武田文和　金原出版　1996
- 「トワイクロス先生のがん患者の症状マネジメント」　Robert Twycross ら，武田文和 訳　医学書院　2003
- 「末期癌患者の診療マニュアル　痛みの対策と症状のコントロール」Robert G Twycross ら，武田文和 訳　医学書院　1991
- 「オピオイドによるがん疼痛緩和」　国立がんセンター中央病院薬剤部　エルゼビアジャパン　2006
- 「がん終末期・難治性神経筋疾患進行期の症状コントロール—ターミナルケアにたずさわる人たちへ」　後明郁男ら　南山堂　2003
- 「緩和ケアテキスト」　山室　誠　中外医学社　2002
- 「ホスピス医に聞く　一般病棟だからこそ始める緩和ケア」　池永昌之　メディカ出版　2004
- 「臨床緩和ケア」　大学病院の緩和ケアを考える会　青海社　2004
- 「生と死のケアを考える」　カール ベッカー　法蔵館　2000
- 「自然死を創る終末期ケア —高齢者の最期を地域で看取る」　川上嘉明　現代社　2008
- 「最新ホスピス Q&A100」　東京書籍　1999
- 「在宅ホスピスケアを始める人のために」　川越　厚　医学書院　1996
- 「がん診療レジデントマニュアル」国立がんセンター内科レジデント　医学書院　2007
- 「がん治療副作用対策マニュアル」　田村和夫　南江堂　2003
- 「研修医・看護師・薬剤師のためのまちがいのない抗癌剤の使い方—抗癌剤を毒薬にしないために」　東京都立駒込病院化学療法科　三輪書店　2005
- 「在宅緩和ケアのための実践ガイド」　日本緩和医療学会 編　青海社　2009
- 「緩和ケアエッセンシャルドラッグ」　恒藤　暁，岡本禎晃　医学書院　2008
- 「がん緩和ケアガイドブック」　日本医師会 編　日本医師会　2008
- 「在宅ホスピスハンドブック」　関本雅子　医薬ジャーナル社　2009

・「緩和ケアのための医薬品集」青海社　2006
・「在宅ホスピス・ケアガイドライン」　厚生省健康政策局，日本医師会　第一法規出版
　　1996
・「Evidence-Based Medicine に則ったがん疼痛治療ガイドライン」　日本緩和医療学会
　　編　医学書院　2004
・「がんの症状マネジメントの実際」　ターミナルケア編集委員会 編　三輪書店　1999
・「知っておきたい 癌緩和ケアの進歩」　外科治療（5月号）　永井書店　2007
・「今すぐに役立つ輸液ガイドブック」　綜合臨牀（増刊）　永井書店　2009

　ここに挙げた文献は一部であり，インターネット上も含め多数の情報のお世話に
なった．深く感謝する次第である．

索　引

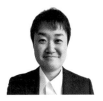

著者：大津 秀一

早期緩和ケア大津秀一クリニック院長。茨城県出身。岐阜大学医学部卒業。緩和医療医。日本緩和医療学会 緩和医療専門医、総合内科専門医、がん治療認定医、日本老年医学会専門医、日本消化器病学会専門医、2006年度笹川医学医療研究財団ホスピス緩和ケアドクター養成コース修了。内科専門研修後、2005年より3年間京都市左京区の日本バプテスト病院ホスピスに勤務したのち、2008年より東京都世田谷区の入院設備のある往診クリニック（在宅療養支援診療所）に勤務し、入院・在宅（往診）双方でがん患者・非がん患者を問わない緩和医療、終末期医療を実践、2010年6月から東邦大学医療センター大森病院緩和ケアセンターに所属し、緩和ケアセンター長を経て、2018年8月より現職。
著書に『間違いだらけの緩和薬選び』（中外医学社）、『誰でもわかる医療用麻薬』（医学書院）、『死ぬときに後悔すること25』（新潮社）、『傾聴力』（大和書房）、『1分でも長生きする健康術』（光文社）などがある。

Dr. 大津の 世界イチ簡単な

緩和医療の本
－がん患者を苦痛から救う10ステップ－（第3版）

| 2010年6月30日発行 | 第1版第1刷 |
| 2020年9月4日発行 | 第3版第1刷Ⓒ |

著　者　大津秀一
　　　　おお　つ　しゅういち

発行者　渡 辺 嘉 之

発行所　株式会社 総合医学社
　　　　〒101-0061　東京都千代田区神田三崎町 1-1-4
　　　　電話 03-3219-2920　FAX 03-3219-0410
　　　　URL：https://www.sogo-igaku.co.jp
　　　　　　　　　　　　　　　　　　　　　　検印省略

Printed in Japan
ISBN978-4-88378-697-8　　　　　　　印刷：シナノ印刷